家庭服务业规范化服务就业培训指南

中国家庭服务业协会推荐

家政服务工程适用教材

家庭营养师

万梦萍　主编

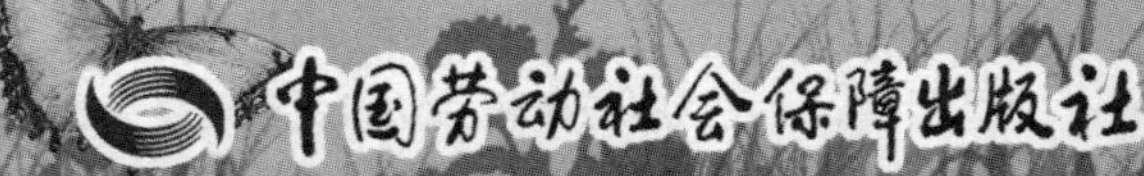

图书在版编目(CIP)数据

家庭营养师/万梦萍主编．—北京：中国劳动社会保障出版社，2011
家庭服务业规范化服务就业培训指南
ISBN 978－7－5045－9259－0

Ⅰ.①家…　Ⅱ.①万…　Ⅲ.①食品营养-基本知识　Ⅳ.①R151.3

中国版本图书馆 CIP 数据核字(2011)第 195628 号

中国劳动社会保障出版社出版发行
（北京市惠新东街1号　邮政编码：100029）
出版人：张梦欣
*
北京市艺辉印刷有限公司印刷装订　新华书店经销
787毫米×1092毫米　16开本　12印张　198千字
2011年9月第1版　　2021年2月第9次印刷
定价：28.00元
读者服务部电话：（010）64929211/84209101/64921644
营销中心电话：（010）64962347
出版社网址：http://www.class.com.cn
http://zyjy.class.com.cn

版权专有　　侵权必究
如有印装差错，请与本社联系调换：（010）81211666
我社将与版权执法机关配合，大力打击盗印、销售和使用盗版图书活动，敬请广大读者协助举报，经查实将给予举报者奖励。
举报电话：（010）64954652

家庭服务业规范化服务就业培训指南系列丛书

丛书顾问：

韩　兵：中国家庭服务业协会法人代表、副会长

刘福合：国务院扶贫办政策法规司司长

丛书专家委员会（排名不分先后）

黎学清：中国老年事业发展基金会副秘书长

万建龙：江西省就业局局长

李国泰：广西壮族自治区就业局局长

丁建龙：四川省广元市劳动就业服务局局长

石　军：北京市门头沟区妇女联合会主席

滕红琴：北京市门头沟区妇女联合会副主席

薛大芃：中国家庭服务业协会副会长兼秘书长

庞大春：中国家庭服务业协会监事会会长

李大经：中国家庭服务业协会副会长、北京市家政服务协会会长

胡道林：中国家庭服务业协会副会长、宁波市家庭服务业协会会长、海曙81890服务业协会会长

陈　挺：中国家庭服务业协会副会长、广东省家庭服务业协会会长

李春山：中国家庭服务业协会副会长、吉林省家庭服务业协会会长

杨志文：中国家庭服务业协会副会长、陕西省家庭服务业协会会长

沈　强：中国家庭服务业协会副会长、吉林农业大学人文学院院长、家政学系教授

马燕君：中国家庭服务业协会培训部主任

黄学英：山东中医药高等专科学校护理系主任、教授

郭建国：中华育婴协会会长

董蕴丹：辽宁省家庭服务业协会会长

陈　华：湖北省家庭服务业协会会长

周珏民：上海家庭服务业行业协会副会长

曹　阳：辽宁省家庭服务业协会秘书长

孙景涛：深圳市家政服务网络中心总经理

卢震坤：深圳市家庭服务业协会秘书长

谢　敏：深圳市深职训职业培训学校校长

夏　君：全国服务标准技术委员会家庭服务工作组委员

本书编写人员：

主编：万梦萍

参编：（排名不分先后）

滕红琴　匡仲潇　张　曼　万映桃　向春丽

刘权萱　蔡定梅　孙丽平　马秀华　马德翠

杨　丽　段青民　杨冬琼　柳景章　曹　阳

谢　敏　黄　河　林友进　林红艺　段利荣

段水华　陈　丽　贺才为　江美亮　滕宝红

序　言

随着国民经济的发展与人民生活水平的不断提高，人民群众对社会化家庭服务的需求越来越旺。党中央、国务院及各级政府十分重视家庭服务业的发展，为家庭服务业的发展指明了道路。温家宝总理2010年9月1日主持召开国务院常务会议，研究部署发展家庭服务业的政策措施，其中重点提出：加强就业服务和职业技能培训。《国务院办公厅关于发展家庭服务业的指导意见（国办发[2010]43号）》提出：把家庭服务从业人员作为职业技能培训工作的重点，以规范经营企业和技工院校为主，充分发挥各类职业培训机构、行业协会以及工青妇组织的作用，根据当地家庭服务市场需求和用工情况，开展订单式培训、定向培训和在职培训。

大力发展家庭服务业，不仅可以缓解就业压力，调整经济结构，促进经济平稳较快增长，而且可以满足人们日益增长的生活服务需求。当前，我国工业化、城镇化、市场化建设加速，既给家庭服务业的发展提供了最佳机遇，也将使累积的矛盾和问题重重呈现。这就需要我们从事家庭服务业相关工作的决策者、管理者、企业经营者，开动脑筋、发挥集体的智慧，积极探索行业发展规律，改进和创新工作方法，从行业发展、管理服务入手，紧紧抓住技能培训、促进就业等多个环节，系统总结和推广各地的好经验、好做法，提升从业者的就业素质和技能水平，提升行业管理水平，走出一条符合中国实际的家庭服务业发展道路。

“家庭服务业规范化服务就业培训指南”系列丛书第一套出版后，得到社会的广泛好评，更激励了作者及时总结经验，更新培训内容。第二版除根据家庭服务业的发展情况和读者的反馈，修订补充了部分内容，还将扩充早教师、护工等岗位。该系列丛书吸纳国际先进的培训体系，并结合我国家庭服务业实际，以提升从业人员的服务水平、专业技能为目的，立足于学用结合，体例简明，贴近广大从业人员的实际需求，通俗易懂，操作性强；以提高家政服务企业的核心竞争力为目的，立足于精细化、标准化管理，贴近广大企业管理人员的实际需求，高效实用。

在即将出版之际，我真诚希望家庭服务行业的同行、家庭服务理论研究工作者和广大家庭服务从业人员，对丛书提出宝贵意见，也希望这套丛书能对中国家庭服务业的培训工作起到很好的指导作用，为国家相关部门在家庭服务政策研究、行业规范方面工作方面提供一定的帮助。

中国家庭服务业协会法人代表、副会长

二〇一一年九月二十一日

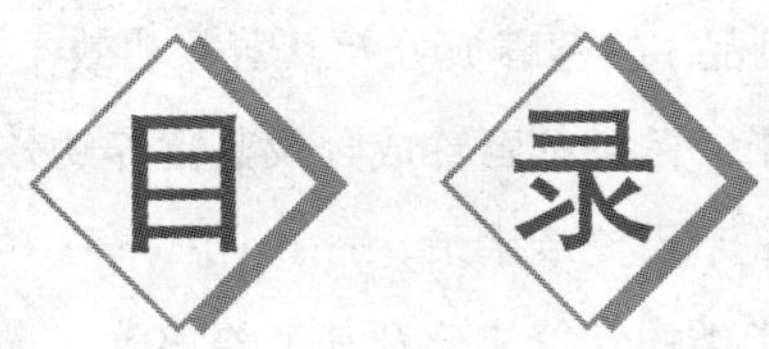

第一章　家庭营养师的岗位认知

第一节　家庭营养师的任职要求 …… 2

一、家庭营养师的概念 …… 2

二、家庭营养师的任职条件 …… 2

三、家庭营养师的产生原因和职业前景 …… 2

第二节　家庭营养师的工作内容和岗位职责 …… 3

一、家庭营养师的工作内容 …… 3

二、家庭营养师的岗位职责 …… 5

第三节　家庭营养师的基本素养 …… 5

一、家庭营养师的个人素养 …… 5

二、家庭营养师的知识素养 …… 6

三、家庭营养师的礼仪素养 …… 6

第二章　营养基础知识

第一节　各类食物的营养功效 …… 12

一、谷类食物的营养成分及其营养功效 …… 12

二、畜、禽肉及鱼类的营养成分及其营养功效 …… 13

三、奶类（奶制品）的营养成分及其营养功效 …… 17

四、蛋类（蛋制品）的营养成分及其营养功效 …… 20
五、豆类（豆制品）的营养成分及其营养功效 …… 23
六、蔬菜、水果、菌类的营养成分及其营养功效 …… 25
相关链接：十大健康水果 …… 27
七、坚果和油脂类的营养成分及其营养功效 …… 30

第二节　婴幼儿、儿童、青少年的营养需求 …… 34
一、婴幼儿的营养需求 …… 34
二、儿童的营养需求 …… 40
三、青少年的营养需求 …… 42

第三节　孕妇、产妇的营养需求 …… 43
一、孕妇的营养需求 …… 43
相关链接：孕妇营养不良或过剩的影响 …… 46
二、产妇的营养需求 …… 47
相关链接：早产儿及剖腹产产妇的营养需求 …… 48

第四节　成年人及中、老年人的营养需求 …… 49
一、成年人的营养需求 …… 49
二、中年人的营养需求 …… 50
三、老年人的营养需求 …… 51

第五节　食品安全卫生常识 …… 55
一、饮食卫生常识 …… 55
相关链接：常见的饮食卫生误区 …… 56
二、烹饪的卫生要求 …… 57
相关链接：清除厨房害虫的方法 …… 58
三、如何预防食物中毒 …… 60
相关链接：冰箱食物中毒 …… 61
相关链接：食物中毒的家庭急救方法 …… 63

第三章 菜品采购

第一节 植物性食品的选购 …… 66
一、谷类的选购 …… 66
二、豆制品的选购 …… 67
相关链接：如何鉴别劣质豆制品 …… 68
三、植物油脂的选购 …… 69
四、蔬菜的选购 …… 70
五、水果的选购 …… 74
相关链接：水果的保存和清洗方式 …… 77
六、干果的选购 …… 78
第二节 动物性食品的选购 …… 79
一、畜、禽肉及其制品的选购 …… 79
二、水产品的选购 …… 81
三、蛋类的选购 …… 84
四、奶及其制品的选购 …… 84
五、常用调味品的选购 …… 85

第四章 烹调技巧

第一节 烹调对营养的影响 …… 90
一、烹调的概念 …… 90
二、烹调的方法 …… 90
三、烹调方法对营养的影响 …… 91
第二节 烹调不使营养流失的技巧 …… 92
一、烹调谷类食物的技巧 …… 92
二、烹调蔬菜的技巧 …… 93

三、烹调肉类的技巧 …………………………………………………… 94
四、烹调其他食品的技巧 ………………………………………………… 95
相关链接：豆腐的烹调技巧 ………………………………………… 96

第五章　不同人群的饮食搭配

第一节　婴幼儿的饮食搭配 ………………………………………… **98**
一、0～6月婴儿的饮食搭配 ………………………………………… 98
二、6～12月婴儿的饮食搭配 ………………………………………… 99
三、1～3岁幼儿的饮食搭配 ………………………………………… 104
【范例1】1～3岁幼儿一周饮食搭配参考 ………………………… 105
相关链接：生病孩子的饮食计划 …………………………………… 106
第二节　儿童、青少年的饮食搭配 ………………………………… **108**
一、4～6岁儿童的饮食搭配 ………………………………………… 108
【范例2】4～6岁儿童饮食搭配示例 ……………………………… 109
二、7～12岁儿童的饮食搭配 ……………………………………… 111
【范例3】7～12岁儿童饮食搭配示例 …………………………… 111
三、青少年的饮食搭配 ……………………………………………… 113
【范例4】青少年饮食搭配示例 …………………………………… 114
第三节　孕妇、产妇的饮食搭配 …………………………………… **116**
一、孕妇期的饮食搭配 ……………………………………………… 116
二、产妇的饮食搭配 ………………………………………………… 122
【范例5】月子餐的搭配参考 ……………………………………… 122
【范例6】剖腹产产妇的饮食搭配 ………………………………… 123
第四节　中、老年人的饮食搭配 …………………………………… **126**
一、中年人的饮食搭配 ……………………………………………… 126
二、老年人的饮食搭配 ……………………………………………… 127
【范例7】老年人饮食搭配参考 …………………………………… 130

第五节　病人的饮食搭配……132

一、生病婴幼儿的饮食搭配……132

二、生病孕妇、产妇的饮食搭配……134

三、更年期的饮食搭配……137

相关链接：女性更年期综合征的食疗方法……138

四、老年人生病时的饮食搭配……141

第六章　不同人群营养餐的制作

第一节　婴幼儿营养餐的制作……154

一、常见泥糊状营养餐的制作……154

二、常见固体营养餐的制作……156

第二节　儿童、青少年营养餐的制作……158

一、儿童四季营养餐的制作……158

二、青少年营养餐的制作……166

第三节　孕妇、产妇营养餐的制作……167

一、孕早期、中期、晚期营养餐的制作……167

二、产妇营养餐的制作……170

第四节　中老年人营养餐的制作……172

一、中年人营养餐的制作……172

二、老年人四季营养餐的制作……174

第一章

家庭营养师的岗位认知

第一节　家庭营养师的任职要求

一、家庭营养师的概念

家庭营养师即指能够从事家庭及个人的食物选择、营养餐制作等营养工作的职业技术人员。

二、家庭营养师的任职条件

一般来说，家庭营养师应具备以下任职条件：

（1）一年以上相关工作经验。

（2）具有医护、烹饪、营养研究等相关专业知识。

（3）中专以上学历（含中专）。

（4）品行端正、亲和力佳、责任心强。

（5）具有良好的职业修养。

三、家庭营养师的产生原因和职业前景

（一）家庭营养师的产生原因

随着我国经济发展和人民生活水平的不断提高，人们的膳食结构发生了巨大的变化，人们对营养健康问题更为关注。

人们的营养与健康问题，大都因其缺乏正确营养膳食观念所致。要给予人们正确的营养指导，有效预防营养不良、营养不平衡现象已成为神圣的社会职责。而家庭营养师，则是能够承担这一社会职责的新型职业之一。

（二）家庭营养师的职业前景

目前，我国营养师年均需求量逐年加大，现有营养师总数不足 4 000 人，而家

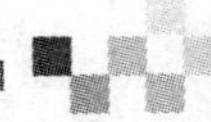

庭营养师几乎没有一人。因此，家庭营养师人才缺口很大，就业前景广阔，已成为社会急需的人才。

第二节　家庭营养师的工作内容和岗位职责

一、家庭营养师的工作内容

家庭营养师的主要工作内容如下：

（一）采购家庭食品

家庭食品的采购，主要包括以下内容：

（1）谷类的采购，如大米、小麦粉、小米等。

（2）豆制品的采购，如豆腐、豆腐皮、油豆腐、腐竹、豆腐乳、大豆酱、面筋等。

（3）植物油的采购，如豆油、葵花子油、花生油、芝麻油、玉米油等。

（4）蔬菜的选购，如四季豆、芹菜、西红柿、茄子等。

（5）水果的选购，如柑橘、苹果、梨、西瓜等。

（6）干果的选购，如瓜子、开心果、榛子、干枣等。

（7）畜、禽肉及其制品的选购，如猪肉、猪内脏、牛肉、羊肉、鸡鸭鹅肉等。

（8）水产品的选购，如活鱼、冻鱼、蟹等。

（9）蛋类的选购，如鸡蛋、皮蛋、咸鸭蛋等。

（10）奶及其制品的选购，如新鲜牛奶、奶制品等。

（11）常用调味品的选购，如酱油、醋、姜粉、味精等。

（二）搭配家庭饮食

家庭饮食的搭配，主要包括以下内容：

（1）0 ~ 6 个月婴儿的饮食搭配。

（2）6 ~ 12 个月婴儿的饮食搭配。

（3）1 ~ 3 岁幼儿的饮食搭配。

（4）3 ~ 6 岁儿童的饮食搭配。

（5）7 ~ 12 岁儿童的饮食搭配。

（6）青少年的饮食搭配。

（7）孕妇的饮食搭配。

（8）产妇的饮食搭配。

（9）中年人的饮食搭配。

（10）老年人的饮食搭配。

（11）生病婴幼儿的饮食搭配。

（12）生病孕妇、产妇的饮食搭配。

（13）女性、男性更年期的饮食搭配。

（14）老年人生病的饮食搭配。

（三）制作家庭营养餐

家庭营养餐的制作，主要包括以下内容：

（1）常见泥糊状营养餐的制作。

（2）常见固态营养餐的制作。

（3）4 ~ 6 岁儿童春、夏、秋、冬季营养餐的制作。

（4）7 ~ 12 岁儿童春、夏、秋、冬季营养餐的制作。

（5）青少年营养餐的制作。

（6）孕妇早、中、晚期营养餐的制作。

（7）产褥期（俗称月子）营养餐的制作。

（8）哺乳期营养餐的制作。

（9）中年人营养餐的制作。

（10）老年人春、夏、秋、冬季营养餐的制作。

（四）掌握烹调营养餐的技巧

烹调营养餐的技巧，主要包括以下内容：

（1）烹调的定义。

（2）烹调方法的种类。

（3）烹调方法对营养的影响。

（4）烹调大米的技巧。

（5）烹调面粉的技巧。

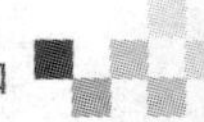

（6）烹调蔬菜的技巧。

（7）烹调肉类的技巧。

（8）烹调鲜蛋的技巧。

（9）烹调大豆的技巧。

二、家庭营养师的岗位职责

家庭营养师的岗位职责主要包括以下内容：

（1）严格执行《国民营养条例》，遵守各项制度。按照规范的工序认真完成本职工作。

（2）根据规定的营养调理方案操作实施，保证方案的针对性、可操作性。

（3）严格执行《中华人民共和国食品卫生法》。

（4）根据雇主实际情况，随时进行有效的营养调整。

（5）烹制营养餐时，要充分考虑各种营养素的流失。

（6）按照科学的方法，最大限度地保留食物所含的营养元素。

第三节　家庭营养师的基本素养

一、家庭营养师的个人素养

家庭营养师的个人素养主要包括以下内容：

（1）身体健康，无各种传染病，身体抗病力强。

（2）热爱家庭营养师工作。

（3）具有吃苦耐劳的精神，有爱心和耐心。

（4）具备专业营养知识。

（5）懂厨艺常识，会做家常营养餐。

（6）能讲标准的普通话。

二、家庭营养师的知识素养

家庭营养师的知识素养主要包括以下内容：

(1) 谷类食物的营养成分及其营养功效。

(2) 畜、禽肉及鱼类的营养成分及其营养功效。

(3) 奶类（奶制品）的营养成分及其营养功效。

(4) 蛋类（蛋制品）的营养成分及其营养功效。

(5) 豆类（豆制品）的营养成分及其营养功效。

(6) 蔬菜、水果、菌类的营养成分及其营养功效。

(7) 坚果和油脂类的营养成分及其营养功效。

(8) 婴幼儿、儿童、青少年的营养需求。

(9) 孕妇、产妇的营养需求。

(10) 成年人及中、老年人的营养需求。

三、家庭营养师的礼仪素养

（一）举止和仪表

1．定义

(1) 举止是指一个人在社交活动中的姿态，包括站立、行走、就座、手势和表情等。

(2) 仪表是人的外表，包括容貌、服饰和个人卫生等，是人的精神面貌的外观。

2．仪容仪表要求

(1) 面部清洁，经常梳洗头发，没有头皮屑，发型大方。

(2) 不化浓妆，但适当地化淡妆，让人觉得很得体有精神。

(3) 穿着得体，不穿过分裸露、透露紧身的衣服。

(4) 注意随时洗手、经常洗澡，经常修剪指甲。

(5) 饭后漱口，保持口腔清洁、无异味。

(6) 保持微笑，表情和蔼可亲。

(7) 应精神饱满，不要无精打采。

3．举止要求

家庭营养师的举止要求见表 1—1。

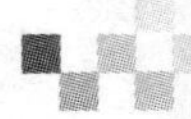

表1—1　　家庭营养师的举止要求

举止	要　求
目光	目光要温和，不要歪目斜视
站姿	站立应挺直，要给人一种端正、庄重的感觉。不要歪脖子、斜腰、曲腿
坐姿	入坐时动作应轻、慢，不可随意拖拉椅凳；身体不要前后、左右摆动。应并拢两腿膝盖或小腿交叉端正坐稳，不可两腿分开坐
走姿	与雇主或长者一起行走时，应让其走在前面；并排而行时，应让他们走在里侧。不要将双手插入裤袋或反背于背后行走
手势	(1) 不要用手指对着别人指指点点，这样是极其不礼貌的行为 (2) 不要随便向对方摆手，这些动作是拒绝别人或极不耐烦的意思 (3) 不要把手插进口袋，这样给人心不在焉的感觉 (4) 不要反复摆弄自己的手指，这样给人很不自在的感觉 (4) 不应搔首弄姿，这样会给人不正经、不端庄的感觉 (5) 不应当众搔头、剜鼻子、剔牙、抓痒、抠脚等，这样给人素养不高的感觉

（二）握手礼仪

1．握手的顺序

握手的顺序为主人、长辈、上司、客人、晚辈、下属，女士主动伸出手，男士再相迎握手。

2．握手的注意事项

握手的注意事项见表1—2。

表1—2　　握手的注意事项

序号	事项	注意内容
1	用哪只手握	和别人握手时，一定要用右手
2	握手时间	一般以1～3秒为宜
3	握手的方式	要紧握对方的手。当然，过紧地握手，或是只用手指部分漫不经心地接触对方的手，这样都是不礼貌的

续表

序号	事项	注意内容
4	被介绍给长者时	被介绍之后，最好不要立即主动伸手。被介绍给年长者时，应根据其反应行事，也就是说，当年长者用点头致意代替握手时，你也应随之点头致意
5	握手时的行礼	对年长者应稍稍欠身。有时为表示特别的尊敬,可用双手握手
6	握手时的表情	握手时双目应注视对方，微笑致意或问好
7	拒绝握手时	在任何情况下，拒绝对方主动要求握手的举动都是无礼的。特别注意当手上有水或不干净时，应谢绝握手，同时必须向对方解释并道歉

（三）交谈礼仪

交谈要想取得良好的效果，则需注意以下几点：

（1）不要随便打断对方的谈话，或抢接对方的话头，以免扰乱了对方的思路。

（2）避免由于自己注意力的分散，让对方再次重复谈过的话题，这样是极其不礼貌的。

（3）不要随便解释某种现象，轻率地下断语，借以表现自己是内行。

（4）当对方对某一个话题还是很感兴趣而你却感到不耐烦时，立即将话题转移到自己感兴趣的方面。这样是极其不礼貌的做法。

（四）用餐礼仪

1．用餐动碗筷的顺序

如果和长辈一起用餐，应让长辈先动碗筷用餐，或听到长辈说“大家一块吃吧”，你再动筷，不能抢在长辈的前面。

2．端碗的姿势

用碗吃饭时，要用手端起碗，大拇指扣住碗口，食指、中指、无名指扣碗底，手心空着。不端碗而伏在桌子上对着碗吃饭，不但吃相不雅观，而且还压迫胃部，影响消化。

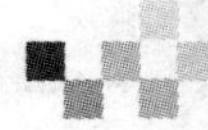

3．夹菜的顺序与礼仪

（1）夹菜的顺序。夹菜时，应从靠近或面对自己的盘边夹起，不要从盘子中间或靠别人的一边夹起。

（2）夹菜的礼仪。不能用筷子在菜盘子里翻来倒去，眼睛也不要老盯着菜盘子，一次夹菜也不宜太多。遇到自己爱吃的菜，不可猛吃一气，更不能干脆把盘子端到自己跟前，大吃特吃。

4．用餐的动作要文雅

用餐的动作要文雅，应注意以下几点：

（1）夹菜时，不要碰到邻座，不要把盘里的菜拨到桌子上；盛汤时，不要把汤洒在外面，不要将菜汤滴到桌子上。

（2）嘴角沾有饭粒时，要用餐纸或餐巾轻轻抹去，不要用舌头去舔。

（3）咀嚼饭菜时，嘴里不要发出“吧吧”“吧唧吧唧”的声音。

（4）口含食物，最好不要与别人交谈；开玩笑要有节制，以免口中食物喷出来，或者呛入气管，造成危险；确需要与其人谈话时，应轻声细语。

5．添饭礼仪

在用餐过程中，如需添饭，应尽量自己添饭，并应该主动给长辈添饭、夹菜。遇到长辈给自己添饭、夹菜时，要道谢。

6．用餐时要精神集中

用餐时看电视、看书报是不良的生活习惯，既不卫生，又影响食物的消化吸收，还会影响视力。

7．用餐吐出剩物的处理方式

用餐过程中，吐出的骨头、鱼刺、菜渣，要用筷子或手取接出来，放在自己面前的桌子上，不能直接吐到桌面上或地面上。

8．“突发事件”的处理方法

用餐时如果要咳嗽、打喷嚏，要用手或纸巾捂住嘴，并把头向后方转。用餐嚼到沙粒或嗓子里有痰时，要离开餐桌去吐掉。

（五）与雇主相处的礼仪

1．进门礼仪

当有事情要问雇主及其家人而他们又在别的房间，或他们在房间喊你做什么事情时，要先敲门方可入内。

请注意：

敲门的响度要适中，敲得太轻了别人可能会听不见；敲得太响了，又会显示出自己不礼貌，而且会引起别人的反感。敲门时绝对不能用拳捶，不能用脚踢，不要“嘭嘭”乱敲一气。否则，若房间里面是老年人，会惊吓到他们。

如果遇到门是虚掩着的，也应当先敲门，得到主人的允许才能进入。

2．出门礼仪

当雇主及家人交代完事情后，应先问他们是否要把门关上。如果雇主及其家人要求你把门关上，你就可以在走出房间的同时关上房门；如果他们明确表示不需要关门时，你就不用关了。同时也可以礼貌地说声：“那好，打扰了，我先出去了”。

第二章

营养基础知识

第一节　各类食物的营养功效

一、谷类食物的营养成分及其营养功效

（一）谷类食物的营养成分

（1）谷类食物主要包括大米、小麦、大麦、玉米、高粱、小米、燕麦、荞麦等。

（2）谷类食物的营养成分主要包括以下内容：

✓蛋白质。

✓淀粉。

✓矿物质。主要矿物质是磷和钙，谷类食物含铁少。

✓少量纤维素和脂肪等。

✓B 族维生素。尤其是维生素 B_1、维生素 B_2、维生素 PP、维生素 B_6 的重要来源。

（二）谷类食物的营养功效

谷类食物的营养功效各不相同，以下提供几种主要谷类食物的营养成分和营养功效作为参考，见表 2—1。

表2—1　　谷类食物的营养成分和营养功效

序号	种类	营养成分	营养功效
1	大米	是 B 族维生素的主要来源	（1）是预防脚气病、消除口腔炎症的重要食疗资源 （2）米粥具有补脾、和胃、清肺的功效 （3）米汤具有益气、养阴、润燥的功能；能刺激胃液的分泌，有助于消化；对脂肪的吸收有促进作用

续表

序号	种类	营养成分	营养功效
2	小麦	主要包括蛋白质、脂肪、维生素 B_1、维生素 B_2、维生素PP以及矿物质	(1) 具有生津止汗、养心益肾、镇静益气、健脾厚肠、除热止渴的功效 (2) 可治疗腹泻、丹毒、血痢、盗汗、多汗、无名毒疮等症
3	小米	其蛋白质、脂肪、钙、磷、铁等含量高于大米、苏氨酸、色氨酸、蛋氨酸含量也高于一般谷类、B族维生素含量较丰富、含有少量胡萝卜素	(1) 具有清热、健胃、安眠、补虚等功效 (2) 小米养胃，适合脾胃虚弱、消化不良、病后体弱的人及儿童经常食用 (3) 小米滋养肾气，有清虚热、利小便、治烦渴的作用
4	玉米	富含粗纤维、不饱和脂肪酸、维生素E、硒、镁、谷氨酸等营养物质	具有降低血液中胆固醇，防止高血压、冠心病，防止细胞衰老、脑功能衰退等作用
5	荞麦	其蛋白质生物价高达80%，是谷类中最高的，含有丰富的维生素 B_1、维生素 B_2、维生素PP，钾、镁、铜、铁等矿物质的含量也较高	(1) 能降低血脂和胆固醇，煮水常服可预防高血压引起的脑出血，尤其适合于高血压和糖尿病患者食用 (2) 能帮助人体代谢葡萄糖，是预防、辅助治疗糖尿病的天然食品 (3) 纤维素含量高，有助于通便，并预防各种癌症

二、畜、禽肉及鱼类的营养成分及其营养功效

(一) 畜肉的营养成分及其营养功效

(1) 畜肉即猪、牛、羊等牲畜的肌肉、内脏及其制品。

(2) 畜肉的营养成分主要包括蛋白质、脂肪、无机盐和维生素。

请注意：

一般来说，动物因其种类、年龄、肥瘦程度及部位的不同营养成分的分布而不同。

(1) 肥瘦不同的肉中，脂肪、蛋白质的含量变动较大。

(2) 动物内脏中，脂肪含量少，但蛋白质、维生素、无机盐、胆固醇含量比较高。

(3) 畜肉的营养功效各不相同，以下提供几种主要畜肉的营养成分和营养功效作为参考，见表2—2。

表2—2　畜肉的营养成分和营养功效

序号	种类	营养成分	营养功效
1	猪肉	肥猪肉中含有90%左右的脂肪，蛋白质含量仅为2%～3%；瘦猪肉中的蛋白质含量平均仅在15%左右；维生素 B_1 含量较高；100克猪脂肪中含有胆固醇107毫克；维生素 B_2、尼克酸的含量也较高	瘦猪肉是铁和锌的膳食来源，其生物利用率较高
2	羊肉	羊肉的脂肪含量介于牛肉和猪肉之间；含短链饱和脂肪酸较多；含B族维生素和铁、锌等矿物质	羊肉适宜趁热食用，在冷食时消化率较低
3	牛肉	是蛋白质含量较高，而脂肪含量较低的肉类；脂肪饱和程度很高；维生素 B_2、锌、铁、尼克酸和叶酸含量较高	可为人体补充微量矿物质

续表

序号	种类	营养成分	营养功效
4	动物内脏	主要包括肝、肾、心等，其蛋白质含量高，脂肪含量低；各种维生素、矿物质远较肉中丰富；胆固醇含量较瘦肉中高	(1) 肝脏对夜盲症具有良好的疗效，是最佳的补血食品之一，是动物体内的解毒器官 (2) 心、肾等内脏的维生素和矿物质含量十分丰富，其营养功效高于瘦肉，但又不及肝脏

（二）禽肉的营养成分及其营养功效

1．禽肉的营养成分

(1) 禽肉即鸡、鸭、鹅、鸽、鹌鹑等的肌肉、内脏及其制品。

(2) 禽肉的营养成分主要包括脂肪、蛋白质、B 族维生素、维生素 E、维生素 A，以及钾、铁、铜、锌、钙、磷、钠等元素。

2．禽肉的营养功效

禽肉的营养功效各不相同，以下提供几种主要禽肉的营养成分和营养功效作为参考，见表 2—3。

表2—3　禽肉的营养成分和营养功效

序号	种类	营养成分	营养功效
1	鸡肉	蛋白质的含量比例较高、富含脂肪、磷脂、硫胺素、核黄素、尼克酸、维生素 A、维生素 C、钙、磷、铁等多种成分	(1) 有增强体力、强壮身体的作用 (2) 对营养不良、畏寒怕冷、乏力疲劳、月经不调、贫血、虚弱等有很好的食疗作用 (3) 有温中益气、补虚填精、健脾胃、活血脉、强筋骨的功效 (4) 蛋黄油具有清热解毒、收敛生肌的作用。外擦患处可治疗婴儿湿疹，乳头皲裂、冻疮溃烂、水火烫伤、口腔溃疡等症

续表

序号	种类	营养成分	营养功效
2	鸭肉	富含蛋白质、B族维生素、维生素E、矿物质、维生素A，钾、铁、铜、锌等元素都较丰富	（1）具有滋阴养胃、利水消肿的作用 （2）适用于骨蒸劳热、小便不利、遗精、女子月经不调等 （3）可减轻潮热、咳嗽等症；对体虚者或虚劳吐血者，均有补益作用 （4）鸭血具有补血、清热解毒的功效，鸭蛋具有滋阴补虚、清热润燥的功效
3	鹅肉	是高蛋白、低脂肪、低胆固醇的营养健康食品，含有钙、磷、钾、钠等元素	（1）有补阴益气、暖胃开津、祛风湿防衰老的功效 （2）在2002年，鹅肉作为绿色食品，被联合国粮农组织列为21世纪重点发展的绿色食品之一
4	鸽肉	富含钙、铁、铜等矿物质及维生素B、维生素E等，含有最佳的胆素、丰富的泛酸，含有丰富的软骨素	（1）可帮助人体很好地利用胆固醇，防止动脉硬化 （2）具有防止脱发、白发和未老先衰等功效；可增加皮肤弹性、改善血液循环；可加快伤口愈合 （3）能滋肾益阴；对用脑过度引起的神经衰弱、健忘、失眠都有一定疗效
5	鹌鹑肉	含丰富的磷脂	（1）可阻止血栓形成，保护血管壁，阻止动脉硬化，具有健脑作用 （2）是老幼病弱者、高血压患者、肥胖症患者的上佳补品

（三）鱼肉的营养成分及其营养功效

1．鱼的分类

（1）食用淡水鱼。主要包括鲤鱼、草鱼、鲫鱼、鳜鱼等。

（2）海水鱼。主要包括黄鱼、带鱼、平鱼等。

2．鱼肉的营养成分

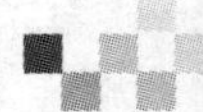

鱼肉的营养成分主要包括：

（1）丰富的完全蛋白质。

（2）低脂肪。

（3）较多的磷、钙、铁等无机盐及维生素 A、维生素 D、维生素 B_1。

（4）尼克酸、磺。

（5）较多的水分。

3．鱼肉的营养功效

鱼肉的营养功效各不相同，以下提供几种主要鱼肉的营养功效作为参考，见表2—4。

表2—4　　鱼肉的营养功效

序号	种类	营养功效
1	鲫鱼	益气健脾、利水消肿、清热解毒、通络下乳
2	鲢鱼	温中益气、暖胃、润肌肤
3	鲤鱼	健脾开胃、利尿消肿、止咳平喘、安胎通乳、清热解毒
4	草鱼	温胃、平肝祛风
5	青鱼	补气养胃、化湿利水、祛风除烦、抗癌
6	黑鱼	补脾利水、去瘀生新、清热祛风、补肝肾
7	带鱼	暖胃、补虚、泽肤、祛风、杀虫、补五脏
8	墨鱼	滋肝肾、补气血、清胃去热
9	黄鳝	补虚损、祛风湿、调节血糖、强筋骨
10	鳗鱼	益气养血、柔筋利骨
11	泥鳅	补中益气、祛除湿邪、解渴醒酒、祛毒除痔、消肿护肝

三、奶类（奶制品）的营养成分及其营养功效

（一）奶类的营养成分及其营养功效

1．奶类

奶类包括牛奶、羊奶、马奶和水牛奶等。

2．奶类的营养成分

奶类的营养成分主要包括：

（1）蛋白质。

（2）维生素 A。

（3）核黄素和钙。

（4）乳糖、脂肪、矿物质。

（5）水。

3．奶类的营养功效

奶类的营养功效各不相同，以下提供几种主要奶类的营养成分和营养功效作为参考，见表 2—5。

表2—5　奶类的营养成分和营养功效

序号	种类	营养成分	营养功效
1	牛奶	富含脂肪、蛋白质、乳糖、矿物质、生理水等成分	（1）具有解热毒、去肝火的功效 （2）能补充夏季人体因大量出汗而损失的水分 （3）对婴儿智力发育起着非常重要的作用，促进钙的吸收
2	羊奶	富含蛋白质、脂肪、钙、磷、铁、维生素 A 和维生素 B 等成分	（1）可提高人体的免疫力，可保护视力，可治疗婴幼儿的口疮；羊奶外敷面部，还具有去色斑的美容功效 （2）可修复胃肠道、呼吸道黏膜 （3）睡前饮用，可改善睡眠 （4）具有延缓皮肤衰老、增加皮肤弹性和光泽的功效 （5）具有预防、减轻支气管炎、胃肠溃疡、老年人骨质疏松等功效
3	马奶	富含蛋白质、脂肪、糖类、磷、钙、钾、钠、维生素 A、维生素 B_1 ~ B_2、维生素 C、尼克酸等多种成分	（1）具有补虚强身、润燥美肤、清热止渴的功效 （2）可提高人体的免疫力 （3）对婴儿智力发育起着非常重要的作用，促进钙的吸收

续表

序号	种类	营养成分	营养功效
4	水牛奶	富含蛋白质、脂肪、乳糖、矿物质、维生素 A、铁、钙、磷等多种成分	(1) 被认为是最好的补钙、补磷食品之一 (2) 对婴儿智力发育起着非常重要的作用，促进钙的吸收

（二）奶制品的营养成分及其营养功效

1．奶制品

奶制品即以奶类为基本原料加工而成的食品。主要包括鲜奶、奶粉、调制奶粉、奶油、奶酪。

2．奶制品的营养成分

奶制品的营养成分主要包括：

（1）维生素 D。

（2）维生素 A、维生素 D、维生素 B_1、维生素 C、叶酸。

（3）微量元素。

（4）乳糖。

（5）蛋白质和水。

3．奶制品的制作方法和营养功效

奶制品的营养功效各不相同，以下提供几种主要奶制品的制作方法和营养功效作为参考，见表 2—6。

表2—6　　　　奶制品的制作方法和营养功效

序号	种类	制作方法	营养功效
1	鲜奶	即鲜牛奶经过过滤、加热杀菌后，分装出售的饮用奶	其营养价值与鲜牛奶差别不大。但市售消毒牛奶常强化维生素 D 等

续表

序号	种类	制作方法	营养功效
2	奶粉	全脂奶粉，即鲜奶消毒后，除去70%～80%的水分，采用喷雾干燥法，将奶粉制成雾状微粒	生产的奶粉溶解性好，对蛋白质的性质、奶的色香味及其他营养成分影响很小
		脱脂奶粉，即生产工艺同全脂奶粉，但原料奶经过脱脂的过程。由于脱脂使脂溶性维生素损失	此种奶粉适合于腹泻的婴儿及要求少油膳食的患者
		调制奶粉，即以牛奶为基础，按照人乳组成的模式和特点，调制而成	使各种营养成分的含量、种类、比例接近母乳
3	酸奶	即将鲜奶加热消毒后接种嗜酸乳酸菌，在30℃左右环境中培养，经4～6小时发酵制成	(1) 该制品营养丰富，容易消化吸收、可刺激胃酸分泌 (2) 防止腐败胺类对人体产生不利的影响 (3) 适宜消化道功能不良者、婴幼儿和老年人食用
4	奶酪	即一种发酵的牛奶制品，其性质与常见的酸牛奶有相似之处，都是通过发酵奶制品过程来制作的	(1) 可以保健 (2) 奶酪的浓度比酸奶更高，近似固体食物，营养价值更丰富

四、蛋类（蛋制品）的营养成分及其营养功效

（一）蛋类的营养成分及其功效

1．蛋类

蛋类即指鸡蛋、鸭蛋、鹅蛋和其他禽类的蛋。蛋由蛋壳、蛋清和蛋黄三部分组

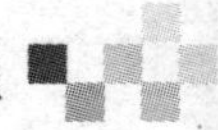

成，分别占10%、60%、30%。

2．蛋类的营养成分

蛋类的营养成分主要包括：

（1）蛋白质（主要集中在蛋清部分）、脂肪（主要集中在蛋黄中）。

（2）铁、磷及钙等无机盐（主要集中在蛋黄中）。

（3）维生素A、维生素D、维生素B_1和维生素B_2（主要集中在蛋黄中）。

（4）少量的碳水化合物。

请注意：

蛋黄中含有卵磷脂，且含有较高的胆固醇。胆固醇过高者，应谨慎食用；对于胆固醇正常的老年人来说，每天吃2个鸡蛋，其100毫升血液中的胆固醇最高增加2毫克，不会造成血管硬化。但不应吃得太多，否则不仅不利于胃肠的消化，还会增加肝、肾的负担。

3．蛋类的营养功效

蛋类的营养功效各不相同，以下提供几种主要蛋类的营养成分和营养功效作为参考，见表2—7。

表2—7　　蛋类的营养成分和营养功效

序号	种类	营养成分	营养功效
1	鸡蛋	含有蛋白质、脂肪、维生素及无机盐、酵素等	（1）可避免老年人的智力衰退，并可改善各个年龄组的记忆力；防治动脉硬化；预防癌症；延缓衰老 （2）鸡蛋中的蛋白质对肝脏组织损伤有修复作用 （3）蛋黄中的卵磷脂可促进肝细胞的再生，还可提高人体血浆蛋白量，增强机体的代谢功能和免疫功能

续表

序号	种类	营养成分	营养功效
2	鸭蛋	含有蛋白质、磷脂、维生素A、维生素B_2、维生素B_1、维生素D、钙、钾、铁、磷等营养物质	（1）有清凉、明目、平肝的功效 （2）有大补虚劳、滋阴养血、润肺美肤的功效
3	鹅蛋	含有蛋白质、脂肪、铁、磷、钙、核黄素、硫胺素及维生素A、维生素D、维生素E等	（1）可补中益气 （2）有清脑益智的功效，对增强记忆有特效 （3）可防御寒冷气候对人体的侵袭 （4）每天食用不要超过3个，以免损伤内脏
4	鹌鹑蛋	含有丰富的蛋白质、脑磷脂、卵磷脂、赖氨酸、胱氨酸、维生素A、维生素B_2、维生素B_1、铁、磷、钙等营养物质	（1）可补气益血、强筋壮骨 （2）是各种虚弱病者及老人、儿童及孕妇的理想滋补食品 （3）有强身健脑、丰肌泽肤等功效 （4）对贫血、营养不良、神经衰弱、月经不调、高血压、支气管炎、血管硬化等病人具有调补作用

（二）蛋制品的营养成分及其营养功效

1．蛋制品

蛋制品即指以鸡蛋、鸭蛋、鹅蛋或其他禽蛋为原料加工而制成的制品。

2．蛋制品的营养成分

蛋制品的营养成分主要包括：

（1）脂肪、蛋白质。

（2）矿物质。

（3）磷脂、维生素。

（4）氨基酸。

3．蛋制品的营养功效

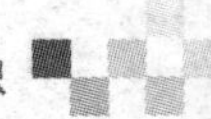

蛋制品的营养功效各不相同，以下提供几种主要蛋制品的营养功效作为参考，见表2—8。

表2—8　　蛋制品的营养功效

序号	种类	定义	举例	营养功效
1	再制蛋类	即以鲜鸭蛋或其他禽蛋为原料，经由纯碱、生石灰、盐或含盐的纯净黄泥、红泥、草木灰等腌制或用食盐、酒糟及其他配料糟腌等工艺制成的蛋制品	如皮蛋、咸蛋、糟蛋等	(1) 蛋白质含量明显减少，脂肪含量明显增多 (2) 矿物质保存较好，钙的含量还大大提高 (3) 人体自身不能合成的8种必需氨基酸的含量较高 (4) 对脑组织和神经组织的发育有重大促进作用 (5) 能保持蛋本身的营养成分，具有各种丰富的口味
2	干蛋类	即以鲜鸡蛋或者其他禽蛋为原料，取其全蛋、蛋白或蛋黄部分，经加工处理（可发酵）、喷粉干燥工艺制成的蛋制品	如巴氏杀菌鸡全蛋粉、鸡蛋黄粉、鸡蛋白片等	
3	冰蛋类	即以鲜鸡蛋或其他禽蛋为原料，取其全蛋、蛋白或蛋黄部分，经加工处理，冷冻工艺制成的蛋制品	如巴氏杀菌冻鸡全蛋、冻鸡蛋黄、冰鸡蛋白等	
4	其他类	即以禽蛋或上述蛋制品为主要原料，经一定加工工艺制成的其他蛋制品	如蛋黄酱、色拉酱等	

五、豆类（豆制品）的营养成分及其营养功效

（一）豆类的营养成分及其营养功效

1．豆类

豆类即指所有产生豆荚的豆科植物，在此指作为食用和饲料用的豆类作物，包括大豆、黄豆、刀豆、红豆等。

2．豆类的营养成分

豆类的营养成分主要包括：

(1）蛋白质、脂肪。

(2）碳水化合物、尼克酸。

(3）维生素 B_1、维生素 B_2、维生素 E、维生素 C（豆类发芽后含有)。

(4）含有钙、磷、铁、锌、铜、铝等矿物质。

3．豆类的营养功效

豆类的营养功效各不相同，以下提供几种主要豆类的营养成分和营养功效作为参考，见表 2—9。

表2—9　豆类的营养成分和营养功效

序号	种类	营养成分	举例	营养功效
1	大豆	含有大豆蛋白、大豆油、大豆膳食纤维、大豆低聚糖、大豆磷脂、大豆异黄酮、大豆皂甙、维生素和矿物质等	如黄豆、青豆、黑豆等	(1）有减少患心脑血管疾病风险的功效 (2) 具有预防高血压、冠心病、肥胖症等功效 (3）调节肠胃功能，防止便秘 (4）有提高免疫能力、分解致癌物质的功效
2	杂豆	含有脂肪、蛋白质、赖氨酸、B 族维生素、矿物质、维生素 C 等	如绿豆、芸豆、蚕豆、豇豆、扁豆、豌豆等	(1）可以很好地与谷类食品发挥营养互补作用 (2）杂豆的成分和营养价值与谷类相似
3	蔬菜豆	含有高蛋白、低脂肪、碳水化合物、钙、铁、维生素 B、维生素 A、维生素 C、氨基酸等	如刀豆、鲜豇豆等	(1）含人体所必需的 8 种氨基酸 (2）调节肠胃功能，防止便秘

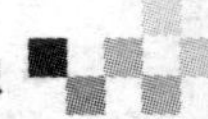

(二)豆制品的营养成分及其营养功效

1. 豆制品

豆制品即指以大豆、小豆、绿豆、豌豆、蚕豆等豆类为主要原料，经加工而成的食品。

2. 豆制品的营养成分

豆制品的营养成分主要包括：

(1) 丰富的蛋白质。

(2) 钙、磷、铁等矿物质。

(3) 维生素 B_1、维生素 B_2。

(4) 氨基酸。

(5) 纤维素。

3. 豆制品的营养功效

豆制品的营养功效各不相同，以下提供几种主要豆制品的营养功效作为参考，见表 2—10。

表2—10　　豆制品的营养功效

序号	种类	定义	举例	营养功效
1	发酵性豆制品	即以大豆为主要原料，经微生物发酵而成的豆制品	如腐乳、豆豉等	(1) 可作为蛋白质的来源之一 (2) 是平衡膳食的重要组成部分 (3) 适宜肥胖、动脉硬化、高脂血症、高血压、冠心病等患者食用
2	非发酵性豆制品	即以大豆或其他杂豆为原料制成的豆腐，或豆腐再经卤制、炸卤、熏制、干燥的豆制品	如豆腐、豆浆、豆腐丝、豆腐皮、豆腐干、腐竹、素火腿等	

六、蔬菜、水果、菌类的营养成分及其营养功效

(一)蔬菜的营养成分及其营养功效

1. 蔬菜

蔬菜即指可做菜、烹饪成为食品的，除了粮食以外的其他植物(多属于草本植

物）。

2．蔬菜的营养成分

蔬菜的营养成分主要包括：

（1）维生素 C、胡萝卜素、维生素 B_2。

（2）钾、钠、钙和镁等。

（3）纤维素、半纤维素。

（4）木质素、果胶等。

3．蔬菜的营养功效

蔬菜的营养功效各不相同，以下提供几种主要蔬菜的营养成分和营养功效作为参考，见表 2—11。

表2—11　　蔬菜的营养成分和营养功效

序号	种类	营养成分	举例	营养功效
1	叶菜类	含有胡萝卜素、维生素 C 和维生素 B_2、铁、脂肪、碳水化合物等	如白菜、菠菜、油菜、卷心菜、苋菜、韭菜、芹菜及蒿菜等	（1）具有预防贫血的功效 （2）是人体无机盐的重要来源 （3）对维持体内酸碱平衡起着重要作用 （4）可促进肠道蠕动，有利于粪便排出 （5）还可防止和减少胆固醇的吸收 （6）有利于预防动脉粥样硬化
2	根茎类	含有淀粉、胡萝卜素、糖分、芳香油、蛋白质、无机盐、脂肪、钙、磷、铁等	如萝卜、马铃薯、藕、甘薯、山药、芋头等	
3	瓜类与茄果类	含有维生素 C、胡萝卜素	如冬瓜、南瓜、西葫芦、丝瓜、黄瓜、茄子、西红柿和辣椒等	
4	鲜豆类	含有蛋白质、碳水化合物、维生素、铁、无机盐等	如毛豆、豌豆、蚕豆、扁豆、豇豆和四季豆等	

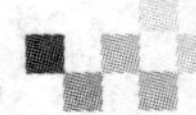

（二）水果的营养成分及其营养功效

1．水果

水果即指多汁且有甜味的植物果实，是对部分可以食用的植物果实和种子的统称。

2．水果的营养成分

水果的营养成分主要包括：

（1）维生素 C、无机盐。

（2）胡萝卜素。

（3）碳水化合物。

（4）氨基酸。

（5）钙、磷、锰等无机元素。

3．水果的营养功效

水果的营养功效各不相同，以下提供几种主要水果的营养成分和营养功效作为参考，见表 2—12。

表2—12　　水果的营养成分和营养功效

序号	种类	营养成分	举例	营养功效
1	鲜果类	含有维生素 C、无机盐、胡萝卜素、碳水化合物、氨基酸、钙、磷、锰等	如苹果、橘子、桃子、梨、杏、葡萄、香蕉等	（1）可刺激消化液的分泌，有助于食物的消化 （2）胡萝卜素可用来治疗夜盲症和干眼病等，有降压、强心、抗炎和抗过敏的功效
2	干果类	含有维生素、蛋白质、碳水化合物、无机盐、钙等	如葡萄干、杏干、蜜枣、柿饼等	

相关链接：

十大健康水果

【第一名】苹果

苹果营养丰富，能健身、防病、疗疾。

糖尿病患者宜吃酸苹果；防治心血管病和肥胖症则应选择甜苹果；治疗便秘时可吃熟苹果；睡前吃鲜苹果，可消除口腔内细菌，改善肾脏功能；生苹果榨成汁可防治咳嗽和嗓子嘶哑；苹果泥加温后食用，是儿童与老年人消化不良的好药方。

【第二名】杏

含有丰富的 β 胡萝卜素，能很好地帮助人摄取维生素 A。

【第三名】香蕉

钾元素的含量很高，这对人的心脏和肌肉功能很有好处。

【第四名】黑莓

同等重量黑莓中纤维物质的含量是其他水果的 3 倍多。

【第五名】蓝莓

是一种特别的水果，多吃蓝莓可降低尿路感染的概率。

【第六名】甜瓜

维生素 A 和维生素 C 的含量都很高，是补充维生素的理想食品。

【第七名】樱桃

能帮助人保护心脏健康。

【第八名】越橘

能帮助降低尿路感染的概率。

【第九名】葡萄柚

维生素 C 的含量很高。

【第十名】紫葡萄

其所含类黄酮等物质能对心脏提供三重保护。

（三）菌类的营养成分及其营养功效

1．菌类

菌类是人们可以食用的大型真菌的总称。人们常食的菌类通常有金针菇、平菇、香菇、草菇、猴头菇、竹荪等。

2．菌类的营养成分

菌类的营养成分主要包括：

（1）蛋白质。

（2）碳水化合物、矿物质。

（3）维生素 B、维生素 C、维生素 D。

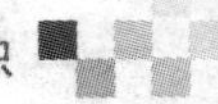

(4) 铁、锌、铜、硒、铬等微量元素。

(5) 氨基酸。

3. 菌类的营养功效

菌类的营养功效各不相同，以下提供几种主要菌类的营养功效作为参考，见表2—13。

表2—13　　菌类的营养功效

序号	种类	特征	营养功效
1	金针菇	菌盖小巧细腻，黄褐色或淡黄色，秆部细长形似金针	(1) 含锌量比较高，有促进儿童智力发育和健脑的功效 (2) 可促进体内新陈代谢，对生长发育大有益处 (3) 可预防、治疗肝脏病及胃、肠道溃疡 (4) 可抑制血脂升高，降低胆固醇，防治心脑血管疾病 (5) 具有抵抗疲劳、抗菌消炎、消除重金属盐类物质、抗肿瘤的功效
2	平菇	质地肥厚，嫩滑可口，有类似牡蛎的香味	(1) 对肿瘤细胞有很强的抑制作用，对降低血胆固醇和防治尿道结石也有一定效果 (2) 具有增强体质、调节植物神经功能等功效 (3) 对肝炎、慢性胃炎、胃和十二指肠溃疡、软骨病、高血压等都有疗效 (4) 对妇女更年期综合征可起调理作用
3	香菇	味道鲜美、香气沁人、营养丰富	(1) 具有降低胆固醇、降血压的功效 (2) 可促进体内钙的吸收，增强人体抵抗疾病的能力 (3) 正常人多吃香菇可防癌，癌症患者多吃香菇能抑制肿瘤细胞的生长 (4) 具有减肥的功效，有补肝肾、健脾胃、益智安神、美容养颜的功效

续表

序号	种类	特征	营养功效
4	草菇	肉质脆嫩、味道鲜美、香味浓郁	（1）可促进人体新陈代谢，提高机体免疫力；具有解毒的功效 （2）可减缓人体对碳水化合物的吸收，防止坏血病 （3）可滋阴壮阳，增加乳汁，促进创伤愈合，护肝健胃
5	猴头菇	子实体圆而厚，菌盖生有须刺，须刺向上，新鲜时白色，干后由浅黄至浅褐色	（1）含不饱和脂肪酸，利于血液循环，能降低血胆固醇含量，具有提高机体免疫力的功能，可延缓衰老 （2）能抑制癌细胞中遗传物质的合成，从而预防和治疗消化道癌症和其他恶性肿瘤 （3）对于治疗食少便溏、胃及十二指肠溃疡、神经衰弱、食道癌、胃癌、眩晕、阳痿等病症很有作用
6	竹荪	形状略似网状干白蛇皮，营养丰富，香味浓郁，滋味鲜美	（1）含有丰富的多种氨基酸、维生素、无机盐等，具有滋补强壮、益气补脑、宁神健体的功效 （2）补气养阴、润肺止咳、清热利湿；主治肺虚热咳、喉炎、痢疾、白带、高血压、高血脂等病症 （3）可补充人体必需的营养物质，提高机体的免疫抗病能力 （4）能够保护肝脏，减少腹壁脂肪的积存，有俗称“刮油”的作用，从而产生降血压、降血脂和减肥的效果

七、坚果和油脂类的营养成分及其营养功效

（一）坚果的营养成分及其营养功效

1．坚果

坚果多为植物种子的子叶或胚乳，营养价值很高。

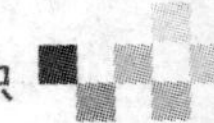

2．坚果的营养成分

坚果的营养成分主要包括：

（1）蛋白质、脂肪。

（2）碳水化合物。

（3）维生素 E、维生素 B。

（4）钾、镁、磷、钙、铁、锌等元素。

（5）烟酸、叶酸。

3．坚果的营养功效

坚果的营养功效各不相同，以下提供几种主要坚果的营养成分和营养功效作为参考，见表 2—14。

表2—14　　坚果的营养成分和营养功效

序号	种类	营养成分	营养功效
1	花生	含有蛋白质、脂肪、糖类、维生素 A、维生素 B_6、维生素 E、维生素 K、水分及钙、磷、铁等矿物质	（1）可增加毛细血管弹性，预防高血压、脑溢血、心脏病及动脉硬化 （2）具有止血的功效 （3）可促进生长发育 （4）可促进人体新陈代谢、增强记忆力，益智、抗衰、延寿
2	核桃	含有蛋白质、脂肪、糖类、维生素 A、维生素 B_1、维生素 B_2、维生素 C、维生素 E 和锌、镁、铁、钙、磷等元素	（1）具有补脑、健脑的功效 （2）能增强机体抵抗力 （3）可促进造血和伤口愈合 （4）有镇咳平喘的作用
3	榛子	含有蛋白质、脂肪、糖类、维生素 B_1、维生素 B_2、维生素 E、胡萝卜素、钙、磷、铁、氨基酸	（1）补脾胃、益气力、明目 （2）使骨骼、皮肤、肌腱、韧带等组织坚固 （3）可以辅助治疗卵巢癌和乳腺癌以及其他一些癌症

续表

序号	种类	营养成分	营养功效
4	板栗	不仅含有大量淀粉，而且含有丰富的蛋白质、脂肪、B族维生素等多种营养成分，热量也很高	(1) 入脾、胃、肾三经，有养胃、健脾、补肾、壮腰、强筋、活血、止血、消肿等功效 (2) 适用于肾虚所致的腰膝酸软、腰脚不遂、小便多和脾胃虚寒引起的慢性腹泻及外伤骨折、淤血肿痛、皮肤生疮、筋骨痛等症 (3) 栗子所含的不饱和脂肪酸和多种维生素，有对抗高血压、冠心病、动脉硬化等疾病的功效
5	杏仁	是一种营养素密集型坚果，含有丰富的不饱和脂肪酸、维生素和钙、铁等矿物质	(1) 苦杏仁能止咳平喘、润肠通便，可治疗肺痈、咳嗽等疾病 (2) 甜杏仁和日常吃的干果大杏仁偏于滋润，有一定的补肺作用
6	腰果	腰果味道甘甜，清脆可口，而且营养丰富。富含大量的蛋白质、淀粉、糖、钙、镁、钾、铁和维生素A、维生素B_1、维生素B_2、维生素B_6	(1) 可以润肠通便，润肤美容，延缓衰老 (2) 经常食用腰果可以提高机体抗病能力，增进食欲，使体重增加 (3) 适当摄入可以帮老年人预防动脉硬化、心血管疾病、脑中风和心脏病

（二）油脂类的营养成分及其营养功效

1．食用油

即人类能量的一大来源，一般分为以下两种类型：

(1) 植物油。包括豆油、花生油、菜子油、芝麻油、玉米油、葵花子油、茶油等。

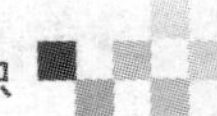

（2）动物油。包括猪油、牛油、羊油、奶油等。

2．食用油的营养成分

食用油的营养成分主要包括：

（1）脂肪酸。

（2）维生素 A、维生素 D、维生素 E、维生素 K 等。

（3）胡萝卜素。

3．食用油的营养功效

食用油的营养功效各不相同，以下提供几种主要食用油的营养成分和营养功效作为参考，见表 2—15。

表2—15　　食用油的营养成分和营养功效

序号	种类	营养成分	营养功效
1	豆油	含有不饱和脂肪酸、维生素 E、维生素 D、卵磷脂等	有显著的降低血清胆固醇含量、预防心血管疾病的功效
2	花生油	含有不饱和脂肪酸及软脂酸、硬脂酸、花生酸等饱和脂肪酸和麦胚酚、磷脂、维生素 E、胆碱等	可防止皮肤皱裂老化，保护血管壁，防止血栓形成，有助于预防动脉硬化和冠心病
3	芝麻油	含有油酸、亚油酸、维生素 E、芝麻酚、芝麻素	可调节毛细血管的渗透作用，加强人体组织对氧的吸收能力，改善血液循环，促进性腺发育，延缓衰老保持青春
4	茶油	含有不饱和脂肪酸、亚油酸等	对预防心血管疾病有益

第二节 婴幼儿、儿童、青少年的营养需求

一、婴幼儿的营养需求

（一）新生儿的营养需求

新生儿特指未满月的婴儿或自出生至28天的孩子。一般来说，新生儿应满足以下营养需求，见表2—16。

表2—16 新生儿的营养需求

	营养素	营养需求
1	热能	足月儿出生后第一周，每日每千克体重需250～335千焦；出生后第二周,每日每千克体重需335～420千焦;出生后第三周及以上，每日每千克体重需420～500千焦
2	蛋白质	足月儿每日每千克体重需2～3克
3	氨基酸	9种必需的氨基酸是赖氨酸、精氨酸、亮氨酸、异亮氨酸、颉氨酸、甲硫氨酸、苯丙氨酸、苏氨酸、色氨酸。新生儿每天必须足够地摄入这9种氨基酸
4	脂肪	每天总需要量为9～17克/100卡热
5	糖	足月儿每天需要量为17～34克/100卡热
6	矿物质、宏量元素及微量元素	（1）食盐就是氯化钠，提供人体必需的钠 （2）乳品中钾能够满足新生儿的需要 （3）氯随钠、钾吸收 （4）钙、磷：母乳中的钙，有50%～70%在新生儿肠道中被吸收，牛乳钙的吸收率仅为20% （5）足月儿铁的储存量，可供4～6个月的使用；早产儿铁的储备量更少，只够生后8周之用，如果不及时补充，则会出现缺铁性贫血，影响健康 （6）新生儿期很少缺锌，一般不需要额外补充

续表

	营养素	营养需求
7	维生素	(1) 维生素 K：一般给出生后的新生儿肌注 V-K1.0 毫克，是起预防作用的；早产儿肠道菌种成长较晚，肝功能发育不成熟，容易出现 V-K 缺乏，应每日补充维生素 K_1 毫克，连续补充 3 次 (2) 维生素 D：应该从出生后半个月开始补充维生素 D，每日 400 国际单位 (3) 维生素 A：早产儿需要补充，每日 30 毫克

(二) 周岁内婴儿的营养要求

1．热能

一般来说，年龄越小，代谢越旺盛。为了适应这种高代谢，就必须摄入大量热能，以维持生长发育需要。6 个月以下婴儿，每天每千克体重需 500 千焦，7 ～ 12 个月为 420 千焦。

2．蛋白质

(1) 不同喂养方式所需的蛋白质

✓母乳喂养。1 周岁以内的婴儿，母乳喂养每日每千克体重需供给蛋白质 2.0 ～ 2.5 克。

✓牛奶喂养。牛奶喂养需供给 3 ～ 4 克，母乳、牛奶混合喂养需供给 3 克。

✓混合喂养。混合喂养的婴儿，动物蛋白质最好不少于蛋白质总量的一半。

(2) 喂养蛋白质的比例。婴儿蛋白质的需要量可按每人每日需要量计算，每人每日需要从蛋白质取得的热量比例，1 周岁以下婴儿应占 15%以上。

请注意：

如婴儿缺乏蛋白质，则会影响其生长发育，特别是大脑的发育，体重及身高增加缓慢，肌肉松弛，贫血及抵抗力下降，严重的会引起营养不良性水肿。4 个月后添加的牛奶粥、鸡肉粥、鱼肉糊、鸡肝糊、豆腐糊等，均是婴儿蛋白质的良好来源。

3．脂肪

(1) 婴儿每日吸收脂肪需要量。婴儿对脂肪的需要量也高于成人，每日每千克体重新生儿约需 7 克。2 ~ 3 个月婴儿约需 6 克，6 个月后的婴儿约需 4 克，以后随年龄增长而渐减至 3.5 克到 3 克。

(2) 婴儿每日吸收脂肪的供给量。婴儿每日吸收脂肪的供给量约占总热量的 30%。脂肪中所含的不饱和脂肪酸为婴儿发育所必需的物质，是形成神经组织如髓鞘等的必需物质。

请注意：

母乳中含有丰富的花生四烯酸，是其他乳类不能比拟的，可见母乳是婴儿的天然理想食品。4 个月后给婴儿添加的蛋黄糊、牛奶藕粉、鸡汤煮饺子、黄油芝麻白薯、牛奶蛋糊、蒸肉豆腐等，是除母乳外的良好的脂肪来源。

4．碳水化合物

(1) 婴儿对糖类的需求。最初 3 个月是靠乳糖来满足需要。乳糖含量：母乳为 6% ~ 7%，牛奶为 4% ~ 5%。最初婴儿仅能消化乳糖、蔗糖、葡萄糖、果糖，对淀粉不易消化。所以米、面淀粉食物应在 3 ~ 4 个月后才开始添加。

(2) 婴儿每日对碳水化合物的吸收量。周岁以内婴儿每日每千克体重需糖类 25 ~ 50 克，折合热能为 420 ~ 840 千焦，由碳水化合物供给的热能，约占 1 日总热量的 50%。

请注意：

碳水化合物如长期供给不足可导致营养不良。但如碳水化合物进食过多，而蛋白质不够，则易导致婴儿体重增加过快，发胖、肌肉松弛，平时抵抗力差，容易生病。4 个月添加的各式粥类、饭类、面汤、馄饨、小饺子、薯泥等，均含有丰富的碳水化合物，来源也比较广泛。

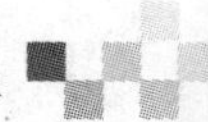

5．钙和磷

（1）婴儿每日对钙、磷的需求量。婴儿体内的钙约占体重的 0.8%，至成年时为 1.5%。婴儿每日约需钙 600 毫克、磷 400 毫克。

（2）钙和磷摄入的比例。钙和磷摄入的比例以 1.5:1 较为相宜。这关系到它们的利用程度。母乳中这个比例较为适当，故母乳喂养的婴儿患营养不良与维生素 D 缺乏病者明显地少于人工喂养的婴儿。

请注意：

钙与磷摄入过高或过低，都会影响婴儿吸收利用。婴儿缺乏钙、磷，可患维生素 D 缺乏病及牙齿发育不良、心律不齐和手足抽搐、血细胞凝集不正常、易于流血不止等症。6 个月后添加辅助食物时应多选用大豆制品、牛乳粉、蛋类、虾皮、绿叶蔬菜等。用这些原料制成的食物如牛奶大米糊糊、牛奶玉米粥、鸡蛋面条、豆豉牛肉末、豆腐糕、鸡蛋羹、苋菜水等，均是良好的钙、磷来源。

6．铁

铁对婴儿来说极为重要，它是血红蛋白和肌红蛋白的重要成分。人体各组织的氧气运输也离不开铁。而婴儿生长发育快，对铁的需要和利用相应要多。

胎儿在母体内最后 1 个月，肝内储入较多的铁，但仅够出生后 3 ~ 4 个月的需要。周岁以内婴儿每日需铁 10 ~ 15 毫克，乳类所含的铁远远不能满足婴儿的需求。

请注意：

4 个月以后的婴儿应从食物中供给铁，如蛋黄糊、猪肝泥、什锦猪肉菜末、豆豉牛肉末等。

7．锌

锌虽为微量元素，但参与很多重要的生理功能，与蛋白质、核酸及 50 多种酶的合成有关。婴儿期每日需锌 3 ~ 5 毫克，母乳中锌的含量高于牛乳，初乳含量尤高。

鱼、肉、虾等动物性食物也富含锌元素，故常食这类食物的婴儿一般不易发生锌缺乏。

请注意：

挑食的婴儿常因锌缺乏而出现食欲减退，生长停滞。4个月后添加的西红柿、鱼、虾肉泥、黄鱼小馅饼等，均含丰富的锌。

8．维生素

(1) 维生素A。包括动物食品中的维生素A及植物食品中的A原——胡萝卜素。其主要功能是促进生长发育，维持上皮组织正常结构与视觉功能。乳类食品含维生素A较少，但母乳中含量相对多些。

请注意：

如饮食中维生素A缺乏时，将出现生长迟缓，甚至停滞，并易患各种皮肤病和黏膜炎症，易导致暗视适应能力降低，从而患夜盲症。4个月后添加的动物性食物如肝、肾、蛋类、奶油等含量较多。胡萝卜、红薯、南瓜、西红柿、菠菜、苋菜、橘子、香蕉等，含量也都比较丰富。

(2) 维生素D。主要包括维生素D_2、维生素D_3。其主要功用是调节体内钙、磷的正常代谢，帮助钙吸收和促进钙利用。因此，维生素D对婴儿骨骼和牙齿的正常生长至关重要。婴儿每日需维生素D10微克。

请注意：

维生素D缺乏时将影响钙、磷元素的吸收。含有维生素D的食物甚少，婴儿所需维生素D的主要来源，一是鱼肝油，二是靠阳光紫外线照射。动物肝脏、蛋黄中含量较多。

在补充维生素D时，如果比例不合适，可发生维生素D过量，甚至中毒。

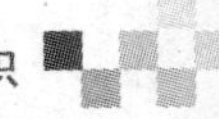

(3) 维生素 B_1、维生素 B_2、维生素 PP

✓维生素 B。是促进婴儿生长发育的必要营养素。

✓维生素 B_1。在谷类、豆类及动物性食品中含量较为丰富。

✓维生素 B_2。在动物肝脏、蛋黄、瘦肉、黄豆及发酵制品中含量尤为丰富，各种绿叶蔬菜也是维生素 B_2 的良好来源。

✓维生素 PP(尼克酸)。广泛存在于动植物食品中，如谷类、豆类、蔬菜类，特别是粗米、粗面中，含量极为丰富。牛羊乳、瘦肉及动物肝脏中含量也不少。合理喂养的婴儿，维生素 PP 一般不易缺乏。

(4) 维生素 C。每 100 克母乳含 2 ~ 6 毫克维生素 C，婴儿每日需要量为 30 毫克，故母乳喂养的婴儿不易缺乏。

请注意：

牛乳煮沸后维生素 C 损失多，故用牛乳喂养的婴儿 1 ~ 2 个月起就可添加橘子汁、西瓜汁、山楂汁、西红柿汁、菠菜汁、苹果泥、红枣泥等，以补充维生素 C。

9．水

婴儿生长发育迅速，代谢旺盛、活动量大，热能需要多，水的需要也大，每日每千克体重约需水 100 ~ 150 毫升。

请注意：

水的需要量还与饮食成分有关。母乳因盐分与蛋白质含量较牛奶低，因此用母乳喂养时需水相对较少。人工喂养的婴儿则应注意水的充足供应，以助排泄。婴儿越小，每千克体重需要水量越多。如有呕吐或腹泻时，更容易脱水。因此婴幼儿体内缺水，应及时补充。

(三) 1 ~ 3 岁幼儿的营养需求

一般来说，1 ~ 3 岁幼儿应满足以下营养需求，见表 2—17。

表2—17　　1～3岁幼儿的营养需求

类型		功能	需求量	来源
蛋白质		是构成人体细胞和组织的基本成分	每日供给量应为35～40克	主要来源于肉、蛋、鱼、豆类及各种谷物类
脂肪		提供热量，调节体温，保护神经及体内器官，促进维生素吸收	每日供给量应为30～40克	主要来源于动植物食用油、乳类、蛋黄、肉类和鱼类
碳水化合物		是提供人体活动和生长发育所需热能的主要来源	每日摄入量应为140～170克	食物中的谷类、豆类、食糖、蔬菜、水果都可提供碳水化合物
矿物质	钙	是幼儿骨骼和牙齿生长的主要原料	每日应保证供给600毫克	在奶类、蛋类、鱼类、豆类及蔬菜中含量较高
	铁	是人体造血的主要原料	每日应保证供给10毫克左右	动物肝脏、蛋黄、瘦肉、绿叶菜及豆类中含量较高
	锌	可以增进食欲，促进幼儿生长发育	每日应摄取10毫克	在动物内脏、花生、香蕉及豆类中含量较高
	碘	与幼儿智能发展和体格发育密切相关	每日应保证摄取70微克	各类海产品中含量极为丰富，食用碘盐也是补碘的好办法
维生素		维持正常的生理功能和生长发育，其中最为重要的是维生素A、维生素B_1、维生素B_2、维生素C及维生素D	维生素D的每日吸收量应为400国际单位	主要来源于蔬菜、水果、肉、蛋、豆、奶及粗粮
水		维持体内新陈代谢和体温调节等	每日每千克体重应补充水分125～150毫升	一般为日常用水

二、儿童的营养需求

（一）儿童

儿童时期分为以下两个阶段：

（1）4～6岁。此阶段，儿童生长发育较快，语言动作能力强，身体正在建造骨骼、牙齿、肌肉和血液。

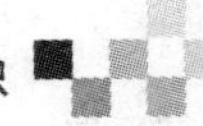

（2）7 ~ 12 岁。此阶段，儿童处于迅速生长发育的阶段。这个时期的儿童体力活动增多，新陈代谢旺盛。

（二）4 ~ 6 岁儿童的营养需求

4 ~ 6 岁儿童应满足以下营养需求，见表 2—18。

表2—18　　4~6岁儿童的营养需求

序号	营养素	营养需求
1	蛋白质	每日需 45 ~ 55 克，并且应注意质量。因为高质量的蛋白质不但易于消化，而且只需少量即可
2	能量	每日需 1 450 ~ 1 600 千卡
3	脂肪	每日每千克体重需 4 ~ 6 克，每日膳食中脂肪推荐的热量摄入量应占总热量的 30% ~ 35%
4	维生素	如果缺乏人体所必需的维生素，就会产生各种病症，维生素的均衡补充很重要。维生素 C 能促进铬的吸收，增强睫状肌的调节作用
5	碳水化合物	每日膳食中碳水化合物推荐的热能摄入量应占总热能的 50% ~ 60%，一般每日 10 克为限
6	矿物质	钙：适宜摄入量为 800 毫克 / 每日
		铁：适宜摄入量为 12 毫克 / 每日
		碘：推荐摄入量为 9 微克 / 每日
		锌：推荐摄入量为 12 毫克 / 每日

（三）7 ~ 12 岁儿童的营养需求

7 ~ 12 岁儿童应满足以下营养需求，见表 2—19。

表2—19　　7~12岁儿童的营养需求

序号	营养素	营养需求（每日）	
		7 ~ 9 岁儿童	10 ~ 12 岁儿童
1	蛋白质	40 克	50 克
2	能量	1 700 ~ 1 900 千卡	2 100 ~ 2 400 千卡
3	钙	600 毫克	700 毫克
4	铁	10 毫克	15 毫克
5	维生素 C	45 毫克	50 毫克
6	维生素 A	3 800 ~ 4 200 国际单位	4 600 国际单位
7	维生素 E	8 毫克	10 毫克
8	叶酸	100 微克	140 微克

三、青少年的营养需求

（一）青少年

青少年期是指青少年进入中学阶段的时期，一般为 13 ～ 17 岁。生长发育在此阶段进入第二个高峰。

（二）青少年的营养需求

1．能量

每日能量需求为总能量的 25% ～ 30%，即每日需进食 400 ～ 500 克谷类食物。

2．蛋白质

每日蛋白质需求为 75 ～ 90 克。一般来说，供给青少年的蛋白质主要来源于动物和大豆。蛋白质应占 50%，以提供比较丰富的必需氨基酸，提高食物蛋白质体内利用，满足生长发育的需要。

3．必需氨基酸

请注意：

豆类食品不能过量，否则可能引起消化不良（极为丰富的蛋白质）、促使肾功能衰退（氮代谢加重）、促使动脉硬化形成（蛋氨酸转化成半胱氨酸会损伤动脉管壁内皮细胞，易使胆固醇和甘油三酯沉积于动脉壁上）、导致碘缺乏（皂角苷能促进人体内碘的排泄）、促使痛风发作（豆腐含嘌呤较多）。

4．矿物质

（1）钙。每日钙需求为 1 000 ～ 1 200 毫克。

（2）铁。每日铁需求为：女 20 毫克、男 15 毫克。

（3）锌。每日锌需求为 15 毫克。

5．维生素

（1）维生素 A。每日维生素 A 需求为 700 毫克。

（2）维生素 E。每日维生素 E 需求为 14 毫克。

（3）维生素 D。每日维生素 D 需求为 5 微克。

（4）维生素 C。每日维生素 C 需求为 100 毫克。

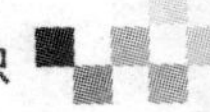

第三节 孕妇、产妇的营养需求

一、孕妇的营养需求

（一）孕妇妊娠期的生理特点

孕妇妊娠期的生理主要有以下特点，见表 2—20。

表2—20 孕妇妊娠期的生理特点

序号	生理变化	生理特点
1	血液循环系统的改变	（1）血容量开始增多，到怀孕第 32 ~ 34 周时达到高峰，血浆容量的增加比红细胞增加得多，使血液稀释，所以容易出现生理性贫血 （2）怀孕 7 周白细胞数开始增多，这是正常现象 （3）孕妇血液处于高凝状态，为产后胎盘附着面迅速止血，防止过度流血提供物质准备 （4）心脏略有增大；心率增加 10 ~ 15 次 / 分
2	消化系统的变化	（1）早孕反应和食欲改变，喜食咸、酸食物和水果 （2）肠蠕动减慢，食物在消化道滞留时间延长，容易便秘
3	泌尿系统的变化	（1）母体和胎儿代谢产物增多，肾血流量增加，肾功能负担增加 （2）体内水分潴留增加，长时间站立或坐位的孕妇，下肢血液循环不畅，出现凹陷性水肿
4	内分泌系统的变化	（1）雌二醇、黄体酮（孕酮）等激素大量增加，刺激子宫、胎盘、乳腺增长 （2）孕妇体重随妊娠月份而增加，健康妇女平均增重 12 ~ 15 千克

（二）孕妇的基本营养需求

孕妇的营养应满足以下需求，见表 2—21。

表2—21　　孕妇的营养需求

序号	营养素	营养需求
1	蛋白质	每日蛋白质需求为：孕早期 5 克，孕中期 15 克，孕晚期 20 克
2	脂肪	脂肪摄入量没多大变化，应有足够的必需脂肪酸，以保证胎儿神经系统的发育
3	能量	孕早期每日需求为 150 千卡，孕中晚期每日需求为 350 千卡
4	维生素 A	每日维生素 A 需求为：孕早期 800 国际单位，孕中、晚期 900 国际单位
5	维生素 D	每日维生素 D 需求为：孕早期 5 微克，孕中、晚期 10 微克
6	维生素 E	每日维生素 E 需求为：14 毫克
7	维生素 C	每日维生素 C 需求为：130 毫克
8	叶酸	每日叶酸需求为：600 微克
9	钙	每日钙需求为：孕中期 1 000 毫克，孕晚期 1 200 毫克
10	铁	每日铁需求为：孕中期 25 毫克，孕晚期 35 毫克
11	锌	每日锌需求为：20 毫克
12	碘	每日碘需求为：200 微克

（三）胎儿不同发育期孕妇饮食的重点

孕妇所摄入的营养直接影响胎儿的质量，胎儿在不同的发育期需要不同的营养成分。另外，有些营养成分在通过母体间接转化时需要一定的时间，因此，不同的时期，孕妇的营养需求不一样。在此依据胎儿的发育阶段列出孕妇的营养需求周期表供参考，见表 2—22。

表2—22　　孕妇营养需求周期表

怀孕周	特别的营养需求
第 1 周	这一周的养分与胎儿大脑发育有关，孕妇饮食以米食为主，辅以青菜、海产品
第 2 周	这一周的饮食与胎儿的脊髓发育有关，所以应以米食为主，增加猪肉、鸡蛋

续表

怀孕周	特别的营养需求
第3周	更换面食，特别是玉米面、白薯面及其他淀粉食品，这是为了胎儿的皮肤发育做好准备。第3周增加米食、猪肉、青菜，这是为胎儿的血液发育打基础
第4周	多吃鸡蛋，为胎儿的毛发发育做充足准备
第5周	饮食与第4周差不多
第6周	在其他营养的基础上要多食海带，这是为胎儿大脑发育着想
第7周	大量食米及豆类，尤其是豆腐，为胎儿的肉质发育做准备
第8周	饮食与第4周一致
第9周	这一周的食物与胎儿的乳腺发育、眼球发育有关，要大量食鱼
第10周	可以少食鱼肉，多吃菜，有利于胎儿的皮肤黏膜发育正常健康
第11周	这一周是胎儿突飞猛进的发育时代，所以要大量食牛肉、羊肉、鸡肉
第12周	饮食与第11周相同，但平日要大量饮用白开水
第13周	依然需要为胎儿的毛发发育供给养分，要多食黄豆、青豆、角豆
第14周	这一周是胎儿内分泌初期发育阶段，要大量食用土豆等淀粉食物，包括白薯、藕等
第15周	为胎儿的生殖系统发育，这一周要多吃鱼、虾等海产品
第16周	这一周胎儿的外形发育略有停顿，要大量食面食，其余营养均衡即可
第17周	胎儿在这一周变化不大，可多食米，尤其是小米、高粱米
第18周	大量食肉、鱼、虾，还可以食海参、贝类等海产品，对胎儿心脏发育有利
第19周	以面食为主，注意多吃青菜。这一周胎儿的营养需求量增加
第20周	多吃青菜、水果，尤其是香蕉、苹果、桃等，对胎儿的皮肤生长有益
第21周	食各种米类，少吃肉，这是为胎儿神经初期发育做准备
第22周	大量食鱼、肉、蛋。这一周羊水物质多于以往
第23周	为胎儿大脑的发育，要多吃豆类、花生、核桃、松子
第24周 第25周	这是胎儿发育的又一高潮阶段。这两周，孕妇要尽量多吃食物。尤其是酸味水果、辣味蔬菜，包括日常不大爱吃的食物。这两周的饮食，越丰盛多彩越好
第26周	本周胎儿的心脏发育突出，要多吃猪肝、猪肠、猪肚，或者是羊与牛的内脏
第27周	没有特别的需求，孕妇保持基本营养平衡
第28周	这一周内胎儿手足发育明显。要大量食鱼类，尤其是海鱼及一些胶质食物，像肉皮、牛筋等。因为这些食物对弥补母体的营养有利
第29周	与第28周的饮食相仿

续表

<table>
<tr><th>怀孕周</th><th>特别的营养需求</th></tr>
<tr><td>第 30 周</td><td rowspan="2">这一周胎儿身材及神经末端生长明显。所以，孕妇的牛奶量需要加大，可以吃高浓度的奶粉食物。除此之外，青菜需要量加大，特别是胡萝卜、白菜</td></tr>
<tr><td>第 31 周</td></tr>
<tr><td>第 32 周</td><td>这一周内要少吃鱼腥食品，而大量食用菌类、豆腐及粉丝和少量牛肉。原因在于，这一周是胎儿脑神经的突出发育阶段，鱼腥食品的蛋白质经母体转换之后，容易产生一种微量的酸性毒素，对胎儿脑神经有害</td></tr>
<tr><td>第 33 周</td><td>孕妇的食量自然增大。这一周内，胎儿的肾、肝、胃的胎功能明显，特别是随着胎儿血液的增加，孕妇爱吃零食。这一周有条件的话可适量进补，如少量人参、杜仲都可以</td></tr>
<tr><td>第 34 周</td><td>这一周胎儿的手足、神经发育明显，五官发育也超过其他时期，要多吃鸡、鸭、鱼、蛋</td></tr>
<tr><td>第 35 周</td><td rowspan="3">没有专门的食物需求</td></tr>
<tr><td>第 36 周</td></tr>
<tr><td>第 37 周</td></tr>
<tr><td>第 38 周</td><td>这一周胎儿的泌尿系统发育突出，孕妇可以多吃酸味水果</td></tr>
<tr><td>第 39 周</td><td>这一周要为胎儿的诞生做充足准备，应大量进食水果，以米食为主，还要吃肉、蛋食物</td></tr>
<tr><td>第 40 周</td><td>这是最后一周，孕妇要少吃鱼腥食物及肉食，多吃青菜，增加产力</td></tr>
</table>

孕妇营养需求周期表是依据胎儿发育的阶段性而做出的结论，上述的孕妇营养需求是大多数正常无病的孕妇的营养需要。假如有特别的情形则要调整；另外，也要根据个人口味做些改变。

相关链接：

孕妇营养不良或过剩的影响

孕妇出现营养不良或过剩时，孕妇和胎儿都会受到不同程度的影响。其具体影响如下。

一、营养低下的影响

1．对于孕妇来说，其机体组织器官增长会缓慢，营养物质储存会不良。

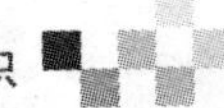

2. 对于胎儿来说，影响重大。主要体现在以下几个方面：

(1) 其生长发育会延缓。

(2) 早产儿发生率增高。

(3) 低出生体重。

(4) 死亡率增高，是正常儿的 4 ～ 6 倍。

(5) 脑发育受损。胎儿脑细胞的快速增殖期，是从妊娠第 30 周至出生后 1 年左右，随后脑细胞数量不再增加而细胞体积增大，因此妊娠期间的营养状况，尤其是妊娠后期母体蛋白质和能量的摄入很重要，直接影响胎儿的脑发育乃至日后的智力发育。

(6) 维生素 A 缺乏，会导致无眼、小头。

(7) 缺锌会导致器官形成障碍。

(8) 缺叶酸会导致神经管畸形、无脑儿、脊柱裂。

(9) 蛋白质补充不足或维生素 B_{12} 不足，会导致营养不良性水肿。

二、营养过剩的影响

营养过剩对孕妇的影响甚大，主要体现在以下几个方面：

(1) 易出现巨大儿，增加难产的危险性。

(2) 孕妇体重增长过度，孕妇可能出现水潴留，易发生糖尿病及妊娠高血压综合征。

二、产妇的营养需求

产妇的营养应满足以下需求，见表 2—23：

表2—23　　产妇的营养需求

序号	营养素	营养需求（每日）
1	能量	500 千卡
2	蛋白质	20 克
3	脂肪	总能量的 27%
4	钙	1 200 毫克
5	铁	25 毫克
6	锌	21.5 毫克
7	碘	200 微克

续表

序号	营养素	营养需求（每日）
8	维生素 A	1 200 国际单位
9	维生素 D	14 毫克
10	维生素 C	130 毫克
11	叶酸	500 微克
12	水	每天从乳汁中分泌的水分为 750 毫升左右，所以应鼓励乳母多喝水，有利于乳母水分的补充

相关链接：

早产儿及剖腹产产妇的营养需求

一、早产儿的营养需求

（一）早产儿

即胎龄未满 37 周（小于 260 天），出生体重不足 2 500 克，身长在 46 厘米以下的婴儿。

（二）早产儿的营养需求

一般来说，早产儿的营养应因人而异。因情况不同、个体差异，营养上应结合个体情况细致考虑。在这里提供以下营养需求仅作为参考：

1．能量

早产儿对热量的需求高于成熟儿，每日每千克体重需热卡 110 ～ 150 千卡。

2．蛋白质

早产儿摄入的蛋白质占总热量的 10.2%，高于正常儿。

3．氨基酸

早产儿必需氨基酸为 11 种。

早产儿缺乏有关的转化酶，不能将蛋氨酸转化成胱氨酸，不能将苯丙氨酸转化成酪氨酸。因此胱氨酸、酪氨酸成为必需氨基酸，必须从食物中摄取。

4．无机盐

早产儿比成熟儿需要的无机盐多。因为胎儿的最后阶段，是无机盐增加的阶段，如钙、磷、铁都要增加，不足月的早产儿体内就会缺乏无机盐。

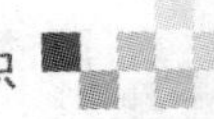

5. 维生素

(1) 早产儿缺乏维生素E，易出现溶血性贫血。

(2) 早产儿对脂肪的吸收率不如成熟儿，并可能缺乏脂溶性维生素及其他营养素。

二、剖腹产产妇的营养需求

一般来说，剖腹产比正常分娩的产妇对营养的需求更高，产后恢复也会比正常分娩者慢些。同时因手术刀口的疼痛，易使产妇食欲受到影响。

1. 手术后

先喝点萝卜汤，帮助胃肠道保持正常蠕动功能，并以肠道排气作为开始进食的标准。

2. 术后第1天

以稀粥、米粉、藕粉、果汁、鱼汤、肉汤等流质食物为主，分6～8次给予。

3. 术后第2天

应吃些稀、软、烂为主的半流质食物，如肉末、肝泥、鱼肉、蛋羹、烂面、烂饭等，每天吃4～5次，以保证充足摄入。

4. 术后第3天

可吃普通饮食，每日应保证摄入热能12 500千焦，注意补充优质蛋白质、各种维生素和微量元素。

此时，可选用主食350～400克、牛奶250～500毫升、肉类150～200克、鸡蛋2～3个、蔬菜水果500～1 000克、植物油30克左右，以保证产妇和早产儿都能摄入充足的营养。

第四节 成年人及中、老年人的营养需求

一、成年人的营养需求

成年人的营养应满足以下需求，见表2—24。

表2—24　成年人的营养需求

序号	营养素	营养需求（每日）
1	热量	一个体重为60千克的成年人需2 000千卡左右的能量
2	蛋白质	每日每千克体重应不少于1.2克
3	维生素	维生素A（男性800国际单位，女性700国际单位） 维生素D 0.000 5～0.01毫克 维生素C 100毫克 维生素B_1（男性1.4毫克，女性1.3毫克） 维生素B_2（男性1.4毫克，女性1.2毫克） 维生素E 14毫克
4	无机盐	钙800～1 200毫克 铁（男性10毫克，女性18毫克） 碘100～140微克 镁300～350毫克 锌15毫克
5	烟酸	男性25～50毫克，女性20～25毫克
6	胆碱（B_4）	不低于500毫克

二、中年人的营养需求

中年人的营养应满足以下需求，见表2—25。

表2—25　中年人的营养需求

序号	营养素	营养需求（每日）
1	热量	需热能2 200～2 400千卡
2	蛋白质	每千克体重应不少于1克，优质的动物蛋白质和豆类蛋白质约占1/3为佳
3	维生素	维生素A 2 200国际单位、维生素E 30毫克、维生素C 70毫克
4	无机盐	钙不少于800毫克，铁12毫克，食盐不超过5克
5	脂肪	脂肪控制在总能量的20%～30%
6	碳水化合物	应控制食糖的摄入，以防肥胖；通过合理搭配食物，充分吸收膳食纤维

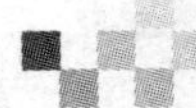

三、老年人的营养需求

（一）热能

1．热量吸收标准

老年人每天应适当控制热量吸收，具体可以参照以下标准，见表2—26。

表2—26　　老年人热量吸收标准（每日）

序号	年龄	热量吸收量（男）	热量吸收量（女）
1	45岁以上	9 240～12 600千焦（2 200～3 000千卡）	7 980～10 080千焦（1 900～2 400千卡）不等
2	60岁以上	8 400～10 500千焦（2 000～2 500千卡）	7 140～8 820千焦（1 700～2 100千卡）
3	70岁以上	7 560～8 400千焦（1 800～2 000千卡）	6 720～7 560千焦（1 600～1 800千卡）
4	80岁以上	6 720千焦（1 600千卡）	5 880千焦（1 400千卡）

2．怎样判断老年人热能供给是否合适

（1）体重判断的方法。老年人热能的供给量是否合适，可以通过观察老年人的体重变化来衡量。一般可以用下列公式来做粗略计算：

男性老年人体重标准值（千克）＝［身高（厘米）-100］×0.9

女性老年人体重标准值（千克）＝［身高（厘米）-105］×0.92

（2）体重判断的标准。实测体重在上述标准值±5%以内属正常体重。超过10%为超重、超过20%为肥胖、低于10%为减重、低于20%为消瘦；在±5%～±10%范围内为偏高或偏低。体重超常或减重、消瘦的老年人各种疾病的发病率，明显高于体重正常的老年人。

（二）蛋白质

1．老年人对蛋白质的大致需求量

一般来说，老年人对蛋白质的需求量，大致相当于每天每千克体重供给蛋白质1～1.5克。而且要求蛋白质的来源最好是来自动物性食物和豆类食物蛋白质。

2．不同年龄段的需求量

（1）60～69岁老年人。男性老年人每天所需蛋白质的供给量是70～80克，女性是60～70克。

(2) 70 ~ 79 岁老年人。男性老年人每天所需蛋白质的供给量是 65 ~ 70 克，女性是 55 ~ 60 克。

(3) 80 岁以上老年人。男性老年人每天所需蛋白质的供给量是 60 克，女性是 55 克。

（三）脂肪

老年人脂肪吸收量，一般以不超过人体总热能的 25%比较合适。老年人脂肪吸收量，一般应控制在每天每千克体重 1 克以下。除了各种食物中所含的脂肪外，食用油的选择应尽量少用动物油脂，而食用豆油、葵花子油、花生油等植物油。

（四）碳水化合物

老年人对碳水化合物的吸收量，一般来说，应占总热量的 50% ~ 60%。碳水化合物主要来源于淀粉，大部分可从粮食、薯类中获取；其次也可食用一些含果糖多的食物，如各种水果、蜂蜜、果酱等。

请注意：

老年人应控制糖果、精制甜点心的吸收量。一般来说，老年人每天吸收蔗糖量，不应该超过 30 ~ 50 克。否则，容易引起血糖升高，严重的还会患上糖尿病。

（五）膳食纤维

老年人的膳食要注意吸收足够的膳食纤维。在老年人每天的膳食中，应安排一定数量的粗粮、蔬菜及水果。

（六）维生素

1. 维生素 A

(1) 食物补充维生素 A。从食物中，可选择一些含有胡萝卜素的黄色或绿色蔬菜。因为胡萝卜素在体内可以转变成维生素 A。

(2) 口服维生素 A 胶丸。每周 2 次，每次 1 丸，每丸 25 000 国际单位。但千万不要让老年人服用过量的维生素 A 胶丸，以免发生中毒的意外。

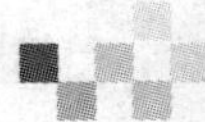

请注意：

由于富含维生素 A 的食品，如动物肝脏、蛋黄、奶油等，同时也是含胆固醇较高的食品。而胆固醇的吸收量对老年人是需要加以控制的，因此应根据实际情况限制老年人吃食动物肝脏、蛋黄、奶油等，从而也就限制了维生素 A 的吸收。

2．维生素 D

老年人从含维生素 D 的食物中每日摄入应为 10 微克(400 国际单位)。而有些需口服维生素 D 制剂的老年人，因为老年人其在体内排泄较慢，容易发生蓄积中毒的问题，所以一般应该让老年人在医生的指导下服用。

请注意：

由于人体皮肤中含有合成维生素 D 的物质，经阳光紫外线照射后，可转变为具有生物活性的维生素 D。所以提倡老年人适当增加户外光照时间，这样，一般不会发生维生素 D 缺乏。

3．维生素 E

老年人维生素 E 每天的供给量标准是 12 毫克。各种植物油是维生素 E 最好的来源。一般来说，老年人口服维生素 E 制剂，每天剂量小于 300 毫克，才算是安全的。

4．维生素 C

老年人每天膳食维生素 C 的供给量应为 60 毫克。老年人应经常进食足量的新鲜蔬菜及水果。如果能每天增服 100 ~ 200 毫克维生素 C 片剂，可能会对老年人保持健康和防治疾病产生更好的效果。

5．硫胺素

老年人每天应该吸收 1.2 毫克的硫胺素。食物中粗粮、豆类、花生、瘦猪肉、肝、肾、心以及酵母中，都含有丰富的硫胺素。谷胚、麦片类食物也是硫胺素良好的来源。要注意煮粥千万不要加碱，以防止硫胺素被过多地破坏。

6．核黄素

老年人每天应该吸收 1.2 毫克的核黄素。核黄素在食物中的分布并不广泛，只集中在肝、肾、乳、蛋黄、紫菜、口蘑、鳝鱼等少数食物中。而且在烹调过程中核黄素还容易被损失破坏。

7．尼克酸

老年人身体所需的尼克酸供给量，可以按照每供给 1 千卡热量提供尼克酸 5 毫克的比例摄取。

（七）无机盐与微量元素

老年人对无机盐和微量元素的吸收也是十分重要的。在老年人的饮食护理中，应该注意各类营养的合理搭配，才能保证老年人身体的健康。老年人所需的无机盐与微量元素的作用和来源，见表 2—27。

表2—27　老年人所需的无机盐与微量元素的作用和来源

序号	种类	作用	来源
1	钙	老年人缺钙，常常会发生骨质疏松症。特别是高龄老人，严重的还会发生骨折	老年人每天应吸收一些含钙丰富的食品，如牛奶、大豆及豆制品、芝麻酱、木耳、海带等；经常晒太阳增加人体维生素 D 的含量，以促进钙的吸收利用；必要时还可以口服钙制剂、骨粉和维生素 D 制剂。老年人每天应吸收 600 毫克的钙
2	铁	老年人对铁的吸收利用能力下降，容易发生缺铁性贫血	含铁较丰富的食物有大豆及其制品、黑豆、豌豆、芥菜、香菜、桂圆、猪肝、肾、乌鱼、虾子、淡菜、芝麻酱等。炒菜时应该选用铁锅
3	锌	老年人缺锌时，可导致味觉失灵，严重时可使心肌梗塞、慢性肾炎、关节炎等疾病的发病率增高	含锌量相对比较丰富的食物有瘦肉、鱼类、豆类及小麦，尤其是麸皮中含量较高。所以老年人的饮食不要过于精细。必要时也可以让老年人口服 10%硫酸锌溶液
4	氟	老年人缺氟就很容易导致龋齿、发生骨质疏松症	氟在粮食及蔬菜中的含量不高。茶叶中的含氟量比较高，所以应该让老年人平时适当地喝茶

续表

序号	种类	作用	来源
5	钠	老年人如果食用过咸的食物，容易诱发高血压、心脏病及浮肿等疾患	老年人每天应该吸收10克以下的钠。患有高血压、冠心病的老年人，应把食盐的吸收量控制在每天5克以下，尽量少食含盐较多的卤制品、咸腌食品
6	铬	铬能降低血胆固醇，有利于防治动脉粥样硬化	含铬量丰富的食物有啤酒、粗制糖、黑胡椒、瘦肉等
7	硒	硒与心肌代谢有关，缺硒会引起心肌损害及使某些肿瘤发病率增加	含硒量相对丰富的食品有瘦肉、干豆等食品
8	钾	钾与心肌的正常生理功能关系密切	含钾量相对丰富的食品主要有各类水果和蔬菜

（八）水

1．老年人对水的需求量

老年人每天吸收的水量，应控制在2 000毫升左右。

2．水的来源及喝水的方法

从食物安排上，应适当增加一些汤、羹类食物。正确的喝水方法应是少量多次。清晨喝适量开水，有利于刺激食欲、促进血液净化、循环。

第五节　食品安全卫生常识

一、饮食卫生常识

在饮食时，应注意以下卫生常识，见表2—28。

表2—28　　饮食卫生常识

序号	饮食卫生要点	诠释
1	养成吃东西前洗手的习惯	人的双手每天都会接触各种各样的东西，会沾染病菌、病毒和寄生虫卵。吃东西前用肥皂认真洗净双手，才能减少“病从口入”的可能
2	生吃瓜果要洗净	瓜果蔬菜在生长过程中不仅会沾染病菌、病毒、寄生虫卵，而且还有残留的农药、杀虫剂等。如果不清洗干净，不仅可能染上疾病，而且还可能造成农药中毒
3	不随便吃野菜、野果	野菜、野果的种类很多，其中有的含有对人体有害的毒素，缺乏经验的人很难辨别清楚。只有不随便吃野菜、野果，才能避免中毒，确保安全
4	不吃腐烂变质的食物	食物腐烂变质，就会味道变酸、变苦，散发出异味儿。这是因为细菌大量繁殖引起的，吃了这些食物会造成食物中毒
5	不随意购买、食用街头小摊贩出售的劣质食品、饮料	这些劣质食品、饮料往往卫生质量不合格，食用、饮用会危害健康
6	不喝生水	水是否干净，仅凭肉眼很难分清，清澈透明的水也可能含有病菌、病毒，喝开水最安全

相关链接：

常见的饮食卫生误区

一般来说，常见的饮食卫生误区主要体现在以下几个方面：

1. 用白纸包食物

白纸在生产过程中，会加用许多漂白剂、带有腐蚀作用的化工原料。纸浆虽然经过冲洗过滤，但仍含有不少化学成分，会污染食物。

用报纸来包食品则更不可取。因为印刷报纸时，会用许多油墨或其他有毒

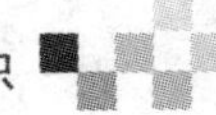

物质，对人体危害极大。

2．抹布清洗不及时

在用抹布擦饭桌前，应当先充分清洗。抹布每隔三四天应该用开水煮沸消毒，以避免因抹布使用不当而给健康带来危害。

3．用卫生纸擦拭餐具

用普通的卫生纸擦拭碗筷或水果，不但不能将食物擦拭干净，而且会在擦拭的过程中给食品带来更多的污染机会。

许多卫生纸消毒状况并不好，尤其是非正规厂家生产的卫生纸，这些卫生纸因消毒不彻底而含有大量细菌；即使消毒较好，卫生纸也会在摆放的过程中被污染。

4．用毛巾擦干餐具或水果

干毛巾上常常会存活着许多病菌。一般来说，用洗洁剂和自来水彻底冲洗过的食品基本上是洁净的，可以放心食用，不需要再用干毛巾擦拭。

5．将变质食物煮沸后再吃

细菌在进入人体前分泌的毒素是非常耐高温的，不易被破坏分解。因此，这种用加热方法处理剩余食物的方法是不可取的。

6．把水果烂掉的部分剜掉再吃

即使把水果上面已烂掉的部分削去，剩余的部分也已通过果汁传入了细菌的代谢物，甚至还会有微生物开始繁殖，其中的霉菌可导致人体细胞突变而致癌。因此，水果只要是已经烂了一部分，就不宜吃了。

二、烹饪的卫生要求

（一）保持良好的个人卫生

1．烹调食物前的卫生要求

（1）在烹调食物前要注意洗手。

（2）接触生鱼、生肉和生禽后，必须再次洗手。

2．饭前便后的卫生要求

饭前便后要注意洗干净双手。

3．共餐的卫生要求

（1）患病时避免与别人共餐。

（2）集体就餐时，应尽量实行分餐制。

（3）不能分餐时，应设公用餐具，个人餐具分开使用，以防止就餐人员之间的疾病传染。

（二）保持洁净的厨房和用具

1．厨房的卫生要求

应经常保持厨房的整洁卫生，要定期查杀蟑螂、蚂蚁等传播细菌的害虫。

相关链接：

清除厨房害虫的方法

厨房是制作食物、储存食物的地方，也是蟑螂、老鼠、苍蝇等喜欢栖息的场所和产生地。消除厨房里的害虫应做到：

1．铲除它们的产生地

清洁厨房周围的外部环境，铲除害虫的滋生地。

（1）尤其是平房，要经常查看周围有无老鼠洞，在厨房外的角落或老鼠常经过的地方放置灭鼠药。

（2）门窗、橱柜严实、无缝隙，老鼠就不易爬进。

（3）存放粮食不宜靠墙，最好置于离地面30厘米的高处。

（4）蚂蚁、蟑螂等喜欢阴暗的环境，经常打扫厨房卫生、清理死角是铲除它们滋生条件的最好办法。

2．定期杀灭

厨房杀虫不宜采用药水、药粉喷洒，否则有可能污染食物和餐具、炊具等。灭鼠、灭蟑螂和灭蚂蚁只有找到它们的洞穴，才能灭得比较彻底。可以采用以下方法定期杀灭：

（1）灭鼠最好是采用捕鼠器。

（2）蟑螂的克星是蟑螂药。

（3）对付苍蝇最好采用人工捕打或粘胶纸、捕蝇笼等方法。

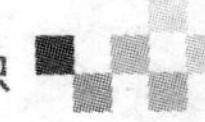

2．用具的卫生要求

（1）用具使用前的卫生要求。餐具、饮具和盛放直接入口食品的容器，使用前必须洗净、消毒；加工冷荤凉菜的用具容器，应当事先消毒，并保持专用。

（2）用具使用后的卫生要求。炊具使用后应立即洗净，保持清洁。擦拭餐具的抹布使用时间不应超过一天，下次使用前应蒸煮消毒。

（三）避免食物的交叉污染

避免食物的交叉污染应注意以下事项：

（1）直接入口的食物、待加工食品和原料三者之间，不得混放或混合加工。

（2）洗菜盆、刀、砧板、盛放菜的碗盘等一定要生熟食物分开，避免交叉使用。

（3）食品不得接触有毒物和不洁物。

（4）加工生食后，应及时洗手，再接触熟食。

（四）慎重处理动物性食物

1．肉类食物的卫生要求

肉类食物生吃，不但营养成分不容易吸收，而且十分危险。如：

（1）未煮熟的畜肉，可能带有旋毛虫、囊虫或绦虫。

（2）淡水鱼未煮熟，可能带有肺吸虫、肝吸虫等。

因此，在对卫生状况没有确切把握的情况下，对肉、禽、鱼、奶等动物性食物，必须加热熟透再吃。

请注意：

加热熟透，即要使食物的温度达到100℃，并保持一定时间。特别是加热食物的体积较大时，一定要注意延长时间，保证熟透，以免外熟里生。

2．生鸡蛋和牛奶的卫生要求

不加热而直接食用生鸡蛋和刚挤出的牛奶，对健康有很大的危害性，很可能因为细菌的污染而引起食源性疾病。

请注意：

食源性疾病，即通过摄入食物而进入人体的有毒有害物质（包括生物性病原体）中致病因子所造成的疾病。一般包括常见的食物中毒、肠道传染病、人畜共患传染病、寄生虫病及化学性有毒有害物质所引起的疾病。

（五）改变不良的烹调方式

在食物烹调时，应尽量避免将鱼、肉等食物煎煳或烤焦。因为煎、炸、烤等烹调方法，会破坏较多的维生素，容易引起蛋白质和脂肪高温变性，可生成杂环胺等致癌物质。

（六）防止腌制食物变质

在腌制食物时，应注意以下事项：

（1）加足食盐，并低温储存。

（2）大量腌制蔬菜时，至少要腌制 20 天以上再食用。

（3）肉制品中加入的硝酸盐、亚硝酸盐，应严格按国家卫生标准的规定，不可过量使用。

请注意：

食物经过高浓度的食盐腌制，可阻止微生物生长，延长保存期。但腌菜时放盐过少、腌制时间过短，都有可能产生亚硝酸盐，从而产生以下危害：

（1）食入过多亚硝酸盐时，会发生一种急性食物中毒——肠原性青紫症。

（2）长期少量摄入亚硝酸盐，也会对人体产生慢性毒性作用，甚至有致癌作用。

三、如何预防食物中毒

（一）食物中毒的常见症状

食物中毒常见的症状是：

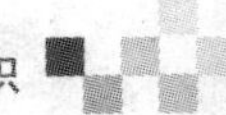

（1）剧烈的呕吐、腹泻。

（2）同时伴有中上腹部疼痛。

（3）常会因上吐下泻而出现脱水症状，如口干、眼窝下陷、皮肤弹性消失、肢体冰凉、脉搏细弱、血压降低等，最后可致休克。

（二）容易引起食物中毒的食物

容易引起食物中毒的食物主要包括以下几种类型，见表2—29。

表2—29　　容易引起食物中毒的食物

序号	类型	举例
1	容易被细菌污染的食物	肉、鱼、蛋、乳等及其制品，如烧、卤肉类，凉菜，剩余饭菜等
2	被有毒有害化学物质污染的食物	被农药污染的蔬菜、水果，受有毒藻类污染的海产贝类等
3	本身含有天然有毒成分的食品	河豚；毒蘑菇；腐烂变质的青皮红肉的鱼类，如金枪鱼、青鱼、池鱼等
4	在某一特定环境下能产生有毒物质的食品	发芽的马铃薯，霉变的甘蔗，未加热煮透的豆浆、四季豆、杏仁、木薯、鲜黄花菜等

相关链接：

冰箱食物中毒

一、冰箱食物中毒的认知

冰箱冷藏室的温度一般在0～5℃左右，此温度对大多数细菌的繁殖具有明显的抑制作用。但一些嗜冷菌，如大肠杆菌、伤寒杆菌、金黄色葡萄球菌等依然很活跃，它们的大量繁殖自然会造成食品的变质。而食用这样的食物后，会出现恶心、呕吐、腹痛、腹泻、头晕等全身症状，即冰箱食物中毒。

二、预防冰箱食物中毒的措施

预防冰箱食物中毒，可采取以下措施：

(1) 可选用－18℃的低温冷冻箱。它对家庭食品保鲜、储存，减少食品再污染，都具有较好的效果。

(2) 熟食在冰箱冷藏的时间不宜太长。一般来说，细菌耐寒不耐热，在高温下很快死亡。根据实际情况食物要经过加热处理，才能食用。

(3) 清洁、存放。在冰箱使用过程中，要长期保持冰箱的内部清洁卫生，生、熟食要分开放，并且存放时间不能过长。

（三）预防食物中毒的措施

预防食物中毒可采取以下措施：

(1) 保持厨房环境和餐用具的清洁卫生。

(2) 选择新鲜、安全的食物和食物原料。

(3) 蔬菜按“一洗二浸三烫四炒”的顺序操作处理。

(4) 肉及家禽在冷冻前，按食用量分切；烹调前充分解冻。

(5) 彻底加热食品，特别是肉、奶、蛋及其制品，四季豆、豆浆等应烧熟煮透。

(6) 烹调后的食品，应在2小时内食用。

(7) 妥善储存食品。

请注意：

食品储存在密封容器内，生、熟食品要分开存放，新鲜食物和剩余食物不要混放。提前做好的食物和需要保存的剩余食物，存放在高于60℃或低于10℃的条件下。

(8) 经冷藏保存的熟食和剩余食物、外购的熟肉制品，食用前应彻底加热。食物中心温度须达到70℃，并至少维持2分钟。

(9) 不光顾无证无照的流动摊档、卫生条件差的饮食店。

(10) 养成良好的个人卫生习惯，勤洗手、不吃生食、不喝生水。

相关链接：

食物中毒的家庭急救方法

当家庭成员出现食物中毒时，可采取以下急救方法，见表2—30。

表2—30　　食物中毒的家庭急救方法

序号	急救方法	诠释	备注
1	催吐	（1）立即取食盐20克，加开水200毫升，冷却后一次喝下 （2）可用鲜生姜100克，捣碎取汁用200毫升温水冲服 （3）还可用筷子、手指或鹅毛等刺激咽喉，引发呕吐 （4）如果吃下去的是变质的荤食品，则可服用十滴水，来促进迅速呕吐	如果食物吃下去的时间在1～2小时内，可采取催吐的方法
2	导泻	（1）一般用大黄30克，一次煎服 （2）老年患者，可选用元明粉20克，用开水冲服即可缓泻 （3）老年体质较好者，也可采用番泻叶15克，一次煎服，或用开水冲服	如果食物吃下去的时间超过2小时，且精神尚好
3	解毒	（1）可取食醋100毫升，加水200毫升，稀释后一次服下 （2）可采用紫苏30克、生甘草10克，一次煎 （3）用鲜牛奶或其他含蛋白质的饮料灌服	（1）如果是吃了变质的鱼、虾、蟹等引起的食物中毒 （2）如果是误食了变质的饮料或防腐剂
4	送医院	如果经上述急救，病人的症状未见好转，或中毒较重者，则应尽快送医院治疗	在治疗过程中，尽量使其安静，注意休息；防止受凉；同时补充足量的淡盐开水

第三章

菜品采购

第一节　植物性食品的选购

一、谷类的选购

（一）大米的选购

大米的选购可参考以下要点，见表3—1。

表3—1　大米的选购要点

序号	选购要点	诠　释
1	看硬度	大米粒硬度是由蛋白质的含量决定的，米的硬度越强，蛋白质含量越高，透明度也越好。一般新米比陈米硬，水分低的米比水分高的米硬，晚籼（粳）米比早籼（粳）米硬
2	看腹白	大米腹部常有一个不透明的白斑，白斑在大米粒中心部分被称为“心白”，在外腹被称为“外白”。腹白部分米质蛋白质含量较低，含淀粉较多。一般含水分过高、收后未经后熟和不够成熟的稻谷，腹白较大
3	看爆腰	爆腰是由于大米在干燥过程中发生急热现象后，米粒内外失去平衡造成的。爆腰米食用时外烂里生，营养价值降低。如果米粒上出现一条或更多条横裂纹，就说明是爆腰米
4	看黄粒	米粒变黄是由于大米中某些营养成分在一定的条件下发生了化学反应，或是大米粒中微生物引起的。这些黄粒香味和食味都较差，所以选购时，必须观察黄粒米的多少
5	看新陈	（1）表面呈灰粉状或有白道沟纹的米是陈米，其量越多则说明大米越陈旧 （2）捧起大米闻一闻气味是否正常，如有发霉的气味说明是陈米 （3）看米粒中是否有虫蚀粒，如果有虫蚀粒和虫尸的也说明是陈米
6	看标签	查看包装上标注的内容，如包装上是否标注产品名称、净含量、生产企业的名称和地址、生产日期和保质期、质量等级、产品标准号等

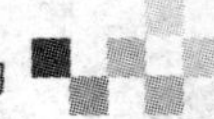

（二）小麦粉的选购

小麦粉的选购可参考以下要点：

（1）应看包装上是否标明厂名、厂址、生产日期、保质期、质量等级、产品标准号等内容。

（2）尽量选用标明不加增白剂的小麦粉。

（3）看包装封口线是否有拆开重复使用的迹象，如果有，则有可能是假冒产品。

（4）看小麦粉颜色。小麦粉的自然色泽为乳白色或略带微黄色。如果颜色纯白或灰白，则为过量使用增白剂所致。

（三）小米的选购

小米的选购可参考以下要点，见表3—2。

表3—2　　小米的选购要点

序号	选购要点	诠　释
1	看色	（1）新鲜小米色泽均匀，呈现出金黄色，而且富有光泽 （2）陈年小米或染色后的小米，是深黄或土黄色的，颜色发涩，缺乏光泽
2	闻味	（1）新鲜小米有一股纯正的米香 （2）陈年小米米香则很淡，如果是染色后的小米，能闻到色素的气味；如用的是姜黄素，就有姜黄味
3	手摸	（1）新鲜小米用手摸或抓一把，手上会留下淡黄色的米糠 （2）染色后的小米则不会有米糠，还可能会有些掉色，可以仔细地看看手掌

二、豆制品的选购

豆制品的选购可参考以下要点：

（1）最好到有冷藏设备的副食商场、超级市场选购。

（2）真空袋装豆制品原则上要比散装的豆制品卫生，保质期长，携带方便。

（3）要查看袋装豆制品是否标签齐全，宜购买生产日期最近的豆制品。

（4）注意袋子真空要抽得彻底、包装还需完整。

相关链接：

如何鉴别劣质豆制品

一般来说，豆制品的感官鉴别，主要是依据观察其色泽、组织状态，嗅闻其气味和品尝其滋味来进行的。在鉴别劣质豆制品时，以下技巧可作参考，见表3—3。

表3—3　鉴别劣质豆制品的技巧

序号	种类	鉴别技巧
1	豆腐	淡黄或白色；边角完整，不凹凸；口感细嫩，软硬适宜；醇香无杂质，无异味
2	豆腐皮	微黄均匀，片状；表面细腻，薄厚均匀；有弹性，不发黏，无杂质
3	油豆腐	表面金黄或棕黄色、皮脆、内暗黄、酥松可口
4	腐竹	一级品：色泽黄、油亮，干燥筋韧，无碎块 二级品：颜色较一级品灰黄，干燥无碎块 三级品：灰黄色较重，无光泽，易碎，筋韧性差
5	豆腐乳	（1）红腐乳：表面红或枣红色，内杏黄色；有发酵食品特有的香气；滋味鲜美，咸淡适口；无酸、涩、腥、霉和腐臭味；块形均匀；质地细腻，无杂质 （2）白腐乳：表面乳黄，如果加了辣椒酱，仍依稀可见乳白色，带浓厚酒香 （3）青腐乳：颜色青白、气味独特、块形整齐、质地细腻
6	大豆酱	红褐色，有光泽；带酱香味、脂香味，咸淡可口
7	面筋	为弹性圆球；内质呈蜂窝状；不黏手，无酸味

三、植物油脂的选购

（一）查看标志

查看生产日期、保质期、有无合格证、有无QS（质量安全）认证标志，是否标明等级、生产厂家、加工工艺等标志。

（二）嗅气味

鉴别油脂的气味，一般是在20℃的温度下，将油脂滴在手掌上，摩擦发热可嗅出气味。氧化和酸败的油脂，可明显嗅到哈喇味。

（三）尝滋味

油脂的滋味，一般直接用舌舔尝，氧化和酸败的油脂带有辛辣刺激味，严重酸败的油脂带有恶臭味。

（四）辨颜色

一般同种油脂的色泽越浅，品质越纯，质量越好。冷榨的油脂，颜色较浅；热榨、预榨浸出的油脂，颜色较深。

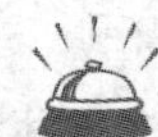

请注意：

各种植物油根据原料不同，在感观上各具不同特点：

（1）豆油外观呈黄色，具有豆油特有的豆香味。

（2）葵花子油呈淡黄色，香味浓郁。

（3）花生油呈浅黄色，具有花生特有的香气。

（4）芝麻油色较深，呈棕红色，香味持久。

（5）玉米油为淡黄色，有微甜的果仁味。

（五）看黏度

植物油脂的黏度是指油脂的黏稠程度。由于榨油时的高温加热，油脂发生氧化聚合反应，油脂的黏度逐渐增高，其高低程度可作为衡量烹饪油劣变的指标。

（六）看透明度

品质优良的植物油脂在室温下应无絮状悬浮物，呈完全透明状。但如果植物油脂中含有高熔点物质（如蜡、蛋白质等）或含有水分、磷脂及杂质，或精炼油中残留有肥皂等，则油脂透明度下降，室温下呈微浊或浊状。

（七）看水分、杂质

一般来说，植物油脂经过精炼，含有微量水分和杂质。一、二级油都不超过0.05%。如果含有0.3%左右的水分，即可使油脂变色、混浊，甚至酸败变质。

（八）看油烟

油脂经过精炼工序后，除去了水分、磷脂等杂质，精炼程度越高，加热后油烟越小。

四、蔬菜的选购

（一）蔬菜选购的基本要求

1. 不买施肥量大的蔬菜

由于化学肥料特别是氨肥（如尿素、硫酸铵等）的施用量过大，会造成蔬菜的硝酸盐污染比较严重。应尽可能地选购瓜、果、豆和食用菌，如黄瓜、番茄、毛豆、香菇等。

2. 不买多虫蔬菜

在众多蔬菜中，有的蔬菜容易被害虫青睐，可以称之为多虫蔬菜；有的蔬菜菜虫不大喜欢吃，可以叫做少虫蔬菜。少虫蔬菜有茼蒿、生菜、芹菜、胡萝卜、洋葱、大蒜、韭菜、大葱、香菜等。为了避免过多吸收农药，平时应尽可能选购少虫蔬菜。

3. 不买形状和颜色异常的蔬菜

（1）形状异常的蔬菜。如韭菜，当它的叶子特别宽厚肥大，比一般宽叶韭菜还要宽1倍时，就可能在栽培过程中用过激素。没有用过激素的韭菜叶较窄，吃时香味浓郁。

（2）颜色异常的蔬菜。有的蔬菜颜色不正常，也要注意。如菜叶失去平时的绿

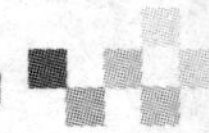

色而呈墨绿色，毛豆碧绿异常等，它们在采收前可能喷洒或浸泡过甲胺磷农药，不宜选购。买回来的蔬菜最好在清水中浸泡 10 ～ 20 分钟，可除掉大部分的残留农药。

（二）常见蔬菜的选购

以下提供几种常见蔬菜的采购要点作为参考，见表 3—4。

表3—4　　常见蔬菜的选购要点

序号	种类	选购要点
1	四季豆	应挑选豆荚饱满、肥硕多汁、折断无老筋、色泽嫩绿、表皮光洁无虫痕者
2	西红柿	应选个肥硕均匀、蒂小、颜色鲜红、硬度适宜、无伤裂
3	茄子	应选外皮光洁、无损伤、个肥硕鲜嫩者
4	空心菜又叫“通菜”	应挑选无黄斑，茎部不太长，叶子宽大新鲜的为佳
5	莴苣	以茎粗大，中下部稍粗或呈棒状，叶片距离较短，不弯曲，叶片长度一般在 30~35 厘米，无黄叶，不抽薹，不发蔫的为佳
6	芦笋	以色泽浓绿、穗尖紧密，看上去青翠欲滴、切口不变色的，粗大柔软的为佳
7	生菜	以叶片肥厚、叶绿梗白、叶质鲜嫩、无蔫叶干叶、无虫害、无病斑，大小适中的为佳
8	甜椒	以表皮色泽鲜艳、光亮、光滑，外形饱满、个大肉厚、无虫眼、椒体有一定的硬度的为佳
9	青椒	色泽浅绿，外形饱满，有光泽，肉质细嫩、无虫眼，用手掂感到有分量，气味微辣略甜者为佳
10	红尖辣椒	以色泽光亮、新鲜饱满，椒体颜色通透红润的为佳
11	线丝瓜	以瓜形挺直，大小适中，表面无皱，水嫩饱满，皮色翠绿，不蔫不伤者为佳
12	胖丝瓜	以皮色新鲜，大小适中，表面有细皱，并附有一层白色线状物，无外伤者为佳

续表

序号	种类	选购要点
13	苦瓜	以瓜体颜色淡绿色有光泽，凸处明显，条直均匀，有一定硬度，瓤黄白，籽小，而且末端有黄色者多为佳品
14	南瓜	颜色金黄色或橙红色，瓜形周正，肉金黄、紧密、粉甜，表面硬实
15	冬瓜	瓜条匀称，无热斑（日光的伤斑），可用手指压冬瓜果肉，肉质致密的优
16	冬笋	笋呈枣核形即两头小中间大，驼背鳞片，略带茸毛，皮黄，肉淡白色，鲜嫩水灵，无外伤的为佳
17	春笋	壳要黄、肉要白、痣要红、节要密、蔸要大、形要怪、无虫蛀
18	嫩玉米	玉米苞大，撕去外皮可见玉米饱满，排列紧密，米粒长满端，用手掐，软硬适中，既不老，又不太嫩
19	香椿	枝叶呈红色、短壮肥嫩、香味浓厚、无老枝叶、长度在10厘米以内者为佳
20	香菜	苗壮、叶肥、新鲜、长短适中、香气浓郁、色青无薹，而且无黄叶、无虫害的为佳
21	蒜薹	条长适中，新鲜脆嫩，白色部分软、无老梗现象，绿色部分尾端不黄、不蔫、无破裂，手掐有脆嫩感者为佳
22	胡萝卜	色泽鲜嫩、匀称直溜，掐上去水分很多的为佳。由于胡萝卜的外部比内部甜，所以挑选较小的胡萝卜为好，而且细心的比粗心的好，颜色深的比浅的好
23	白萝卜	皮细嫩无褶皱，根须独一无叉根，毛细孔排列成一线，分量重的，水分充足，口感甜
24	莲藕	藕节粗短肥大、无伤无烂、表面鲜嫩的为佳

续表

序号	种类	选购要点
25	茭白	肉质洁白、个儿短胖、柔嫩水灵、纤维少、茭肉无黑色小点的为佳
26	木瓜	椭圆形、皮色较深而且带些黑黄色的较好
27	银耳	优质的银耳，耳花松放，耳肉肥厚，色泽鲜白稍带微黄，蒂头无黑点和杂质，朵形圆整大而美观
28	蘑菇	厚、茎粗而短，蘑菇的伞状物内侧黄色中带蓝白色，菇形完整，菌伞未开，坚实饱满，质地细嫩，清香味鲜的为好
29	香菇	个大而均匀，菌伞背面的褶裥要紧密细白。菌柄要短而粗壮，菇形整齐，无霉蛀和碎屑，香味浓郁
30	大白菜	以坚实、无虫、无病，不冻、无损伤，不崩裂、不浸水，不带老帮散叶，削后根长不超过5厘米为佳
31	小白菜	梗白色、较嫩较短，叶子淡绿色，整棵菜水分充足，无根
32	菠菜	鲜嫩、叶肥、无虫、无病、无黄叶，无泥土、不浸水，切根后以根长不超过半寸为佳
33	油菜	梗短粗、呈淡绿色或白色，叶子厚、肥大，主茎无花蕾，水分充足
34	韭菜	叶较宽、挺直，翠绿色，根部洁白，软嫩且有韭香味，根株均匀，长20厘米以内
35	韭黄	叶肥挺、稍弯曲、色泽淡黄，香味浓郁，长20厘米以内
36	香芹（又叫旱芹）	叶翠绿、无主茎、分支少，根细，茎挺直、脆，芹香味浓，水分充足，长约30厘米
37	水芹	叶嫩绿或黄绿，茎、根部呈白色，茎细软、中间空、水分充足，有清香味，长约30厘米
38	西芹	叶茎宽厚、颜色深绿，新鲜肥嫩

续表

序号	种类	选购要点
39	西洋菜	颜色淡绿或深绿，茎细嫩脆、易折断，水分充足，棵株挺直
40	麦菜	叶淡绿、肥厚、嫩脆，无主茎，叶株挺直、水分充足，根部的切面嫩绿色，稍有苦涩味
41	芥菜	叶大而薄、深绿色，柄嫩绿脆，无主茎，叶株挺直、水分充足
42	苋菜	主要有红、绿两种苋菜，叶为绿色或红色，叶大薄软、有光泽，茎细短、光滑嫩脆，棵株挺直、水分充足
43	菜心	颜色碧绿，梗脆嫩，掐之易断，有花蕾或无花蕾，棵株挺直、水分充足
44	芥蓝	颜色墨绿、叶短少、有白霜、挺直，梗皮有光泽、绿色、粗长，断面绿白色、湿润
45	小葱	叶翠绿、饱满充气、均匀细长，鳞茎洁白、挺直，香味浓郁，长 15 ～ 30 厘米

五、水果的选购

（一）水果的挑选原则

不同的水果有不同的挑选技巧，不过还是有几个共通的原则可供参考：

（1）同样大小的水果中，相对重量较重的水果，组织较细密，水分也较多，所以通常也比较好吃。

（2）果形饱满较好，如芒果饱满则肉多核小，椰子饱满则汁多。

（3）蒂头及脐的部分较开展，是水果成熟的象征。

（4）水果的声音也很重要。如：西瓜声音要沉稳（如手拍胸脯的声音）；苹果声音要清脆；凤梨要选肉声（如手弹肉之声）；轻摇哈密瓜及香瓜有声音时，品质较不佳；轻摇酪梨和榴莲有声音时，代表已经可以吃了。

（5）水果外观的纹路明显开展，且分布均匀较好，如哈密瓜等。

（6）选择硬度高的水果，如樱桃、莲雾、柳丁、葡萄等，这样的水果品质较好些。

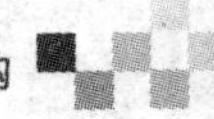

(7) 色泽要鲜艳自然，不要死色。如柑橘类及木瓜要选橘红色，偏黄色的较差。

(8) 有茸毛的水果，要看茸毛长短。茸毛长的比短的好，如水蜜桃、奇异果、枇杷等。

(9) 外皮细致光滑比粗糙的好，如柑橘类。

(二) 常见水果的选购

以下提供几种常见水果的采购技巧作为参考，见表3—5。

表3—5　　常见水果的选购技巧

序号	种类	选购技巧
1	柑橘	应挑选果形端正、无畸形、果色鲜红或橙红、果面光洁明亮、果梗新鲜者
2	苹果	应挑选个大适中、果皮光洁、颜色艳丽、软硬适中、果皮无虫眼和损伤、肉质细密、酸甜适度、气味芳香者
3	梨	应挑选个大适中、果皮薄细、光泽鲜艳、果肉脆嫩、汁多味香甜、无虫眼及损伤者
4	西瓜	(1) 观色：瓜皮表面光滑、花纹清晰、纹路明显、底面发黄的，是熟瓜；表面有茸毛、光泽暗淡、花斑和纹路不清的，是不熟的瓜 (2) 听声：用手指弹瓜听到“嘭嘭”声的，是熟瓜；听到“当当”声的，还没有熟，听到“噗噗”声的，是过熟的瓜 (3) 看瓜柄：绿色的，是熟瓜；黑褐色、茸毛脱落、弯曲发脆、蜷须尖端变黄枯萎的，是不熟就摘的瓜；瓜柄已枯干，是“死藤瓜”，质量差 (4) 看头尾：两端匀称，脐部和瓜蒂凹陷较深、四周饱满的是好瓜；头大尾小或头尖尾粗的，是质量较差的瓜 (5) 比弹性：瓜皮较薄，用手指压易碎的，是熟瓜；用指甲划要裂，瓜发软的，是过熟的瓜
5	香蕉	(1) 观色：皮色鲜黄光亮，两端带青的为成熟适度果；果皮全青的为过生果；果皮变黑的为过熟果

续表

序号	种类	选购技巧
5	香蕉	（2）手捏：用两指轻轻捏果身，富有弹性的为成熟适度果；果肉硬结的为过生果；易剥离的为过生果；剥皮黏带果肉的为过熟果
6	葡萄	（1）看外观：外观新鲜，大小均匀整齐，枝梗新鲜牢固，颗粒饱满，外有白霜者，品质为最佳。新鲜的葡萄用手轻轻提起时，颗粒牢固。如果葡萄纷纷脱落，则表明不够新鲜 （2）看色泽：一般成熟度适中的葡萄颜色较深、较鲜艳，如玫瑰香葡萄为黑紫色，龙眼葡萄为琥珀色、紫红色，巨峰葡萄为黑紫色，马奶葡萄为黄白色等
7	火龙果	个大、饱满，中间浑圆并凸起，果皮外像鳞一样的片片外翻为上品，而且要挑捏起来有一点点软的
8	芒果	果皮光滑黄亮有光泽，无黑点，有香味的为佳
9	龙眼	颜色黄褐色、表面干燥光滑，果体呈小球形、饱满有弹性，带长果枝
10	荔枝	以色泽鲜艳，个大均匀，皮薄肉厚，质嫩多汁，味甜，富有香气，核小为上品
11	红毛丹	颜色鲜红、表皮长有较长的须、须挺直，果体呈圆球状
12	杨桃	颜色翠绿透黄，表面有蜡质、光亮，外观椭圆状、横断面呈五星形，棱间丰满，果体半透明状
13	黑/红布林	颜色鲜红或紫红色或黑色及紫黑色，表面有白霜，呈圆形或椭圆形，个体均匀整齐，果体微软且有弹性
14	菠萝	果皮厚、有突出果眼呈鳞状，果形椭圆。可用手轻轻按压菠萝，坚硬而无弹性的是生菠萝；挺实而微软的是成熟度好的；过陷甚至凹陷者为成熟过度的菠萝；如果有汁液溢出，则说明果实已经变质，不可以再食用

续表

序号	种类	选购技巧
15	榴莲	(1) 以外形多丘陵状的为上选 (2) 尾部的刺越密越细越好 (3) 榴莲的壳变黄，刺有一点儿软，最好是稍微有点裂开的（是自然裂开，不是因外力而裂的），外壳散发出榴莲香的那一种最好
16	山竹	(1) 看颜色：色泽鲜艳，有光泽的肯定新鲜 (2) 用手轻轻地捏，可以捏得动，有弹性的是新鲜的 (3) 掂分量看大小，大小合适均匀、分量比较重的比较好
17	猕猴桃	果形规则，每颗 80~140 克，果形多呈椭圆形，表面光滑无皱，果脐小而圆并且向内收缩，果皮呈均匀的黄褐色，富有光泽；果毛细而不易脱落者为佳
18	柚子	果面呈略深色的橙黄色，果形以果蒂部呈短颈状的葫芦形或梨形，果面油胞又较细小、光滑的为好。挑选时，同样体积的柚果，用手掂一下，较重的好

相关链接：

水果的保存和清洗方式

1. 水果的保存方式

水果应该要现削现吃，如果买到的是尚未熟透的水果，应该放置于常温下等熟度够了，再放到冰箱中保存，冰箱的冷度可以让水果维持新鲜。

硬皮水果，如西瓜、凤梨、哈密瓜等水果，建议直接放进冰箱中；苹果、梨子、芒果等薄皮和软皮的水果，先装到塑胶袋后再放进冰箱中；较特别的是荔枝和龙眼这两种水果，如果长时间放在冰箱内，外壳会干硬，并影响到果肉风味，所以建议在装入塑胶袋前，先在水果上喷洒少许水分，再放进冰箱，就可以保持果肉的新鲜口感。

2. 水果的清洗方式

即使是带皮的水果，也应该在清洗后再削皮处理，以免沾染到果皮上的农药或污物。硬皮的水果，要用硬刷清洗；软皮的水果，则建议用柔软的丝瓜布轻轻刷洗。

六、干果的选购

干果的选购可参考以下原则：

（1）看外包装上的厂名、厂址、生产日期、保质期等标志是否齐全。

（2）尽量选择知名品牌。

（3）选择购买散装干果时，可参考以下技巧，见表3—6。

表3—6　常见散装干果的选购技巧

序号	种类	选购要点
1	瓜子	（1）看瓜子的形状是否规整 （2）拿几颗瓜子在手上，并用手指捏一捏。如果瓜子表面很容易掉色，而且很多，则说明瓜子的质量不高 （3）选择几颗瓜子品尝，新鲜瓜子颗粒饱满、味道清香，而陈瓜子有霉味，发苦
2	开心果	（1）质量好的应该是自然开口、规则明显，果仁饱满且绿色纯正 （2）如果壳大、肉少，说明质量不好 （3）就果仁来说，则要挑选肥白而圆、香气浓郁的
3	榛子	果壳呈棕色，但外表光泽好的大都经过硫黄熏制，以此掩盖一些质量不好的部分。如果吃了含硫黄的榛子，舌头即会有麻木感
4	干枣	（1）看外表：硫黄熏制的红枣表皮，可看到一层光泽，如同上了蜡一样。硫黄熏制的红枣颜色较一致；没有熏制的红枣呈暗红色，颜色有深有浅 （2）看里层：可先咬开几粒尝一尝或闻一闻。硫黄熏制的红枣肉体偏白，味道有点发酸且有刺鼻的气味

第二节　动物性食品的选购

一、畜、禽肉及其制品的选购

（一）猪肉的选购

猪肉的选购可参考以下判断标准，见表3—7。

表3—7　　猪肉选购的判断标准

序号	类型	判　断　标　准
1	正常鲜猪肉	肌肉有光泽，红色均匀，脂肪呈乳白色；外观微干或湿润，不黏手；纤维清晰，有坚韧性，肌肉指压后凹陷处立即恢复；具有鲜猪肉固有的气味，无异味
2	注水鲜猪肉	肌肉色泽浅淡，没有光泽，肌纤维肿胀，切面可见血水渗出；指压后的凹陷处恢复缓慢，压时能见液体从切面流出；较正常鲜猪肉味淡或带有血腥味
3	正常冻猪肉	外观肌肉呈均匀红色，无冰或仅有少量血冰，切开后，肌间冰晶细小；解冻后，肌肉有光泽、红色或稍暗，脂肪白色，肉质紧密，有坚韧性，指压凹陷处恢复较慢；外表湿润，切面有少量渗出液，不黏手
4	变质肉	变质的猪肉无光泽，脂肪失去光泽发暗或呈灰绿色，肌肉暗红；肉表面干燥或黏手，肉质弹性低，指压后的痕迹不能消失，嗅之有腐臭味
5	母猪肉	一般胴体较大，皮糙而肉厚，肌肉纤维粗，横切面颗粒大。经产母猪皮肤较厚，皮下脂肪少、瘦肉多、骨骼硬而脆，乳腺发达，腹部肌肉结缔组织多，切割时韧性大
6	猪瘟病肉	病猪周身皮肤都有大小不一的鲜红色出血点，全身淋巴结呈紫色。个别肉贩常将猪瘟病肉用清水浸泡一夜，第二天上市销售，这种肉外表显得特别白，不见有出血点，但将肉切开，从断面上看，脂肪、肌肉中的出血点依然明显

（二）猪内脏的选购

猪内脏的选购可参考以下判断标准，见表 3—8。

表3—8　　猪内脏选购的判断标准

序号	类型	判断标准
1	猪肝	表面有光泽，颜色紫红均匀；用手触摸时，有弹性，无硬块的都是正常猪肝。表面有菜子大小的小白点时，把白点割掉仍可食用。如果白点太多就不要购买
2	猪肚	看色泽是否正常，看胃壁和胃的底部有无出血块或坏死的发紫发黑组织，如果有较大的出血面就是病猪肚。闻无臭味和异味，如果有就是病猪肚或变质猪肚，这种猪肚不要购买
3	猪腰	表面没有出血点的属于正常猪腰。形体是否比一般猪腰大和厚，如果是又大又厚，应仔细检查是否有肾红肿。检查方法是：用刀切开猪腰，看皮质和髓质（白色筋丝与红色组织之间）是否模糊不清，模糊不清的就不正常

（三）牛肉的选购

选购牛肉时，应注意采用以下方法：

1. 观察颜色

正常新鲜的牛肉肌肉呈暗红色，均匀、有光泽、外表微干。在冬季，它的表面容易形成一层薄薄的风干膜，脂肪呈白色或奶油色。而不新鲜的牛肉脂肪呈现黄绿色。

2. 摸手感

新鲜的牛肉富有弹性，指压后凹陷可立即恢复。不新鲜的牛肉指压后，留有明显压痕。

3. 闻气味

新鲜牛肉具有鲜肉味儿。不新鲜的牛肉有异味甚至臭味。

（四）羊肉的选购

羊肉的选购可参考以下判断标准，见表 3—9。

表3—9 羊肉选购的判断标准

序号	类型	判断标准
1	新鲜羊肉	肉色鲜红而且均匀，有光泽；肉细而紧密，有弹性；外表略干，不黏手；气味新鲜，无其他异味
2	不新鲜羊肉	肉色深暗、外表黏手、肉质松弛没有弹性、闻起来稍微有点酸味
3	变质羊肉	肉色暗，外表没有光泽；黏手，有黏液；脂肪呈黄绿色；闻起来有异味，甚至有臭味
4	老羊肉	肉色较深红、肉质略粗、不容易煮熟。新鲜老羊肉气味正常
5	小羊肉	肉色浅红，肉质坚而细，富有弹性

（五）鸡鸭鹅的选购

在这里主要介绍选购活鸡的方法（挑选活鸭、活鹅可参照挑选活鸡的方法），具体方法如下：

1. 看外观

健康的鸡羽翼丰满，鸡冠鲜红，眼有神，头、口、鼻颜色正常。拨开羽毛观其皮肤，健康的鸡胸肌肉和腿肌肉肥厚，皮色正常。

2. 手摸

手摸鸡嗉囊，嗉囊内没有积食、水、气体和硬物，软而有弹性，倒提没有液体流出口外。手摸鸡胸骨两侧可知鸡的肥瘦程度。

3. 检查

检查鸡肛门。健康的鸡肛门紧缩、周围绒毛干净，无绿色和白色现象，没有石灰质粪便。

4. 称重量

鸡的全身肥瘦与重量适中。活鸡一般以 2 千克左右为佳。

二、水产品的选购

（一）鱼的选购

1. 活鱼的选购

买活鱼时，主要是看鱼在水内的游动情况。

（1）正常情况下，鱼一般都游在水的下层，而且鱼鳞片完整，呼吸时鳃盖起伏均匀。

（2）有问题的活鱼一般游在水的上层，鱼嘴紧贴水面，尾部下垂。

（3）至于只能躺游或横漂在水面上的鱼，多为即将死亡的鱼。

2. 冻鱼的选购

选购冻鱼时要做好四看：

（1）一看鱼眼。质量好的冻鱼，眼球凸起、清亮，黑白分明，洁净没有污染物。

（2）二看肛门。鱼体表面最易变质的是肛门，这是判断冻鱼新鲜与否的重要部位。新鲜鱼的肛门完整无裂，外形紧缩，无黄红浑浊颜色。

（3）三看鱼表。质量好的冻鱼，色泽鲜亮、鱼鳞无缺、机体完整。

（4）四看鱼形。如果鱼体瘫软变形、鱼肚膨胀、肛门周围突出、不清洁或有红色液体的是质量较次的冻鱼。

（二）蟹的选购

1. 河湖蟹的选购

购买河湖蟹时，首先应挑选活力强、爬得快、吐泡沫多并有声音的活蟹。整足、蟹腿完整饱满，蟹壳呈墨绿色、有光泽，肚脐突出的都是好蟹。死河蟹千万不要购买，不能食用，因为死河蟹分泌有毒素，人食用后可中毒。

2. 海蟹的选购

海蟹的选购可参考以下要点，见表3—10。

表3—10　海蟹的选购要点

序号	选购要点	诠释
1	一看	蟹的背甲壳呈青灰色，有光泽，腹为白色，色泽光亮，脐上部无印迹，肢体连接牢固呈弯曲形状
2	二掂	对经眼看外观符合要求的海蟹，逐个用手掂一掂它的分量，手感重的或称较沉的为肥状的蟹
3	三剥	剥开海蟹的脐盖，若壳内蟹黄凝聚成形，则此蟹为好蟹

续表

序号	选购要点	诠释
4	四拉	海蟹的腿都完整无缺，轻拉蟹腿有微弱弹力，表明是新鲜海蟹；如果不新鲜的海蟹，轻拉蟹腿，不仅没有微弱力，而且蟹腿容易断落
5	五闻	如果闻到海蟹有腥臭味，说明海蟹已腐败变质，不能再食用。食用腐败变质的海蟹极易造成食物中毒

（三）虾类

虾类的选购标准具体如下：

(1) 颜色——颜色青绿、青灰、青白色（米虾洁白），有光泽，透明状。若颜色部分发红，无光泽，或肠管发红，颜色乳白不透明者，则不宜选购。

(2) 体形——身体完整、头身紧连、活动自如、较生猛。若出现头身或松弛，弹性差，如虾身弯曲僵硬，则不宜选购。

(3) 肉质——壳肉紧贴，肉质紧密，有韧性。若肉质松软、壳肉脱离，手感黏烂，则不宜选购。

(4) 净度——优质的活虾无杂物，比如小鱼小蟹，反之，则说明该虾的洁净度不够。

(5) 气味——优质的活虾有轻轻的泥土味，质量差的散发出的则是腥味甚至臭味。

（四）鳖/乌龟

1. 鳖的选购

鳖又称甲鱼。优质的鳖表面光滑，有光泽，肌肉丰满、裙边宽厚，行动迅速生猛，腹部朝上，能自动翻身。如果出现皮肤腐烂，裙边不全，有白斑、红斑，行动迟缓，脖子红肿，腿侧有针眼或打水鼓，不能自动翻身等情形，则不宜选购。

2. 乌龟的选购

优质的乌龟外壳坚固、边缘整齐，头伸缩自如。质量差的则会出现皮肤腐烂，有灰色白斑、红眼、外伤。

三、蛋类的选购

（一）鸡蛋的选购

1. 光滑度

鲜鸡蛋外壳有一层白霜状粉末，手指摩擦时应不太光滑；当鸡蛋不新鲜时，白霜状粉末就会脱落，变得很光滑。

2. 清晰度

用手握住鸡蛋，对着光观察，好鸡蛋蛋白清晰，呈半透明状态，一头有小空室；坏鸡蛋呈灰暗色，空室较大，陈旧或变质的鸡蛋还有污斑。

（二）皮蛋的选购

在选购皮蛋时，宜挑选外壳光滑、完整无破损、没有斑点、有光泽的皮蛋。但含铅量高的皮蛋，外壳有黑色的斑点。

（三）咸鸭蛋的选购

（1）如果发现蛋黄太红，千万别买。

（2）品质较好的咸鸭蛋外壳干净，光滑圆润，蛋壳呈青色。

（3）品质较差的咸鸭蛋外壳灰暗，有白色或黑色的斑点。

四、奶及其制品的选购

在这里主要介绍选购牛奶及其制品的方法（如羊奶等的选购可参考之），具体技巧见表3—11。

表3—11　　牛奶及其制品的选购技巧

序号	选购要点	诠释
1	从味觉上区别	鲜牛奶的奶香浓、奶腥味大；掺进杂物的牛奶奶香淡、奶腥味小
2	将牛奶、水掺和在一起	如果混合后出现固状物，则说明牛奶不新鲜
3	把一滴牛奶滴在指甲上	如果在指甲上形成球状，就证明牛奶是新鲜的；如果一滴落在指甲上就流散，则表明牛奶不新鲜

续表

序号	选购要点	诠释
4	从颜色方面进行鉴别	颜色呈乳白色的牛奶是鲜奶；色泽淡黄，且牛奶上有水状物析出的则是陈牛奶
5	亲口品尝	鲜牛奶的口感醇正；劣质牛奶入口时，会有苦味或异味出现
6	观察煮沸的牛奶	牛奶煮沸后，其表面有乳脂出现是鲜牛奶；形成豆腐花状物的，则是陈牛奶或变质牛奶
7	仔细阅读包装说明	如果购买的是牛奶制品，按照国家标准，只有蛋白质含量达 30%以上的牛奶制品才能被称为牛奶

五、常用调味品的选购

（一）酱油的选购

1. 看色泽

合格的酱油呈红褐色或棕色，鲜艳、有光泽，不发乌。

2. 看液体

合格的酱油澄清、浓度适当，无沉淀物，无霉花、浮膜等。

3. 嗅气味

合格的酱油有酱香、酶香气，无其他不良气味。

4. 尝口味

合格的酱油鲜美醇厚、咸甜适口，柔和、味长，没有苦、酸、涩等异味。

（二）食醋的选购

质量好的食醋应具备以下特点：

(1) 应呈琥珀色或红棕色。

(2) 具有食醋特有的香气，无其他不良气味。

（3）酸味柔和，稍有甜口，不涩，无其他异味。

（4）液体澄清、浓度适当，无悬浮物、沉淀物，无霉花、浮膜等。

一般来说，次质食醋杂有异味，或滋味清淡，液体混浊，有悬浮物。

（三）姜粉的选购

1. 纯姜粉的特点

（1）外观呈淡黄色。

（2）颗粒较大，纤维较多。

（3）嗅味芳香而有辛辣味，品尝舌尖有麻辣感。

2. 掺假姜粉的鉴别

鉴别掺假姜粉时可参考以下要点：

（1）多呈黄褐色。

（2）纤维少，颗粒较小，手研磨有硬颗粒。

（3）嗅味微有辣味，品尝舌尖微有麻辣感。

（4）存放时间较长的掺假姜粉会发霉结块，有霉变气味。

（四）味精的选购

1. 看外形

（1）晶状味精的选购。合格品晶状味精具有颗粒细长、半透明、洁白如霜的特点。不合格品晶状味精则有以下特点：

✓如果掺入石膏时，则会呈赤白色、不透明、无光泽，颗粒大小不均匀。

✓如果掺有食盐，则会呈灰白色、有光泽、颗粒小，呈方形。

（2）粉状味精的选购。合格的粉状味精呈乳白色、光泽好、细尖状，否则有可能是掺假味精。

请注意：

味精分结晶状和粉状两种类型。结晶状又有粗、细之分，如晶体长度在4毫米以上为粗晶，2～4毫米为细晶。

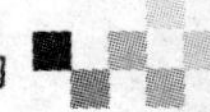

2. 尝味道

（1）质量好的味精味道鲜美，有股鱼鲜味，舌尖有冰凉感。

（2）不合格品味精具有以下特点：

✓如果掺入石膏、淀粉时，则味道淡，舌头有冷滑感，呈糊状，难溶化。

✓如掺糖则甜，掺盐则有咸苦味。

第四章

烹调技巧

第一节　烹调对营养的影响

一、烹调的概念

“烹”就是加热，“调”就是调味。烹调即将切配好的原料通过加热和调味，制成菜肴的操作过程。

二、烹调的方法

一般来说，烹调主要有以下几种方法：炸、烹、熘、炒、爆、烧、焖、扒、炖、烩、煮、卤、冻、白煮、腌、蒸、煎、贴、烤、浸等。在这里仅介绍以下四种适用性较强的烹调方法，见表4—1。

表4—1　　适用性较强的烹调方法

序号	烹调方法	定义	备注
1	蒸	即将经初加工好的原料加入调味品等，上笼屉用蒸汽加热成熟，制成菜肴的方法	大致可分为清蒸、粉蒸、滑蒸三种
2	炒	即把经过加工的小型原料用旺火热油快速翻拨，使其成熟的方法	(1) 从对原料加热的油量来看，可归纳为煸炒、滑炒两类 (2) 从制作特点、成品风味来看，可分为煸炒、干炒、滑炒、熟炒四种
3	炖	即将经初步加工处理的原料，放入沙锅或其他器皿中，加入调料及汤水，用微（小）火长时间加热至熟烂的一种烹调方法	(1) 依据炖前对原料处理方法的不同，可分清炖、混炖、软炖三种 (2) 为使汤汁清醇，便于操作，清炖又可用隔水炖、蒸炖取代

续表

序号	烹调方法	定义	备注
4	滑炒	即将加工成丝、丁、片状的原料经码味上浆，再放入油锅滑熟后，用少量油在旺火上急速翻炒，最后用兑汁或勾汁成菜的一种方法	用这种方法烹制的菜肴滑嫩柔软、色泽鲜艳、味美鲜爽，因而在中式烹调中应用较广

三、烹调方法对营养的影响

烹调方法对营养会产生以下影响，见表 4—2。

表4—2　　烹调方法对营养的影响

序号	烹调方法	对营养的影响
1	煮	水煮往往会使维生素溶入水，如果不连汤一起食用，则营养素会丢失较多。而耐热性不强的维生素 B，也会遭到破坏
2	烧	如果烧的时间太长，则维生素损失较多
3	炖	可使水溶性维生素和矿物质溶解于汤中，只有一部分维生素受到破坏，肌肉中的蛋白质部分水解，其中的肌凝蛋白有部分被水解的氨基酸等溶于汤中而呈鲜味，胶原蛋白质中的一部分水解成白明胶溶于汤中使汤汁有黏性
4	焖	焖的时间长短同营养损失的大小成正比。时间越长，维生素 B、维生素 C 损失越大；反之则小
5	炸	炸食要求油温较高，而高温油对一切营养素均有不同程度的破坏，如蛋白质会因高温而严重变性，营养价值较低。又如脂肪也会因高温而失去一部分功用
6	熘	熘菜时烹调原料外面裹上了一层糊，糊受热后变成焦脆的外壳，从而减少了营养素的损失。熘菜时往往需要加醋、勾芡，这对维生素起到了保护作用，损失较少些

（续表）

序号	烹调方法	对营养的影响
7	炒	炒需急火快炒，除维生素 C 损失外，其他营养素保持均较好
8	爆	因为爆（或炒）时烹调时间短，烹调原料外面又裹有蛋清或湿淀粉，形成了保护膜，故营养素的损失不大
9	烤	（1）明火直接烤，不但使维生素 A、维生素 B、维生素 C 受到相当大的影响，也易引起部分脂肪和蛋白质变性，会使食物含有致癌物质苯并芘 （2）间接烤，可使原料生成硬结层，从而减少了食物内部营养成分的损失
10	蒸	制作出的菜口味一般都比较清鲜，可以比较完整地保持原料的原汁原味和大部分营养素。应用微火、沸水上笼蒸的方法，维生素损失最少

第二节　烹调不使营养流失的技巧

一、烹调谷类食物的技巧

（一）烹调大米的技巧

1. 淘洗大米的注意事项

在淘洗大米时，先要淘去沙粒和杂物，再用足够的冷水淘洗 2 ~ 3 次，不要用流水或热水冲洗，更不能用手擦洗。

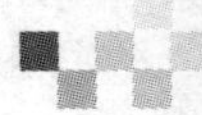

请注意：

淘洗大米时，用水搓洗，倾去悬浮物，如此反复 5 ~ 6 次，直到水洗液澄清可除去大部分霉菌毒素、糠和灰尘。但营养成分也失去很多：维生素损失 30% ~ 40%，无机盐损失 15%，蛋白质损失 10%，碳水化合物损失 2%，维生素 B_1 和维生素 PP 保存率甚至不到 40%。维生素 B_2 的保存率则比较高，可达 80% ~ 90%。

2. 烹调大米的注意事项

原锅原汤焖饭或碗蒸米饭的维生素和无机盐损失小；捞饭弃去米汤，则损失很大，维生素的保存率比其他方法低 30%以上。

(二)烹调面粉的技巧

制作面食时，尽量使用鲜酵母或干酵母，这样不仅保护了面食中的维生素，而且还会因酵母菌的大量繁殖增加了面粉中 B 族维生素的含量，同时还能破坏面粉中的植酸盐，改善某些营养素的消化、吸收不良状况。

二、烹调蔬菜的技巧

在烹调蔬菜时，为防止营养的流失，可参考以下技巧，见表 4—3。

表4—3 烹调蔬菜的技巧

序号	烹调技巧	诠释
1	合理储存	蔬菜不要长时间储存，否则，蔬菜中存在的氧化酶可使维生素 C 氧化而失去生理功能
2	先洗后切并迅速烹调	因为维生素 C 是水溶性的，能溶于水而流失。切好的菜，也要迅速烹调，不能长时间放置，以免维生素 C 氧化
3	急火快炒	(1) 炒蔬菜或蔬菜与动物性原料一起炒制时，火要大，待油温升高后再放入蔬菜，迅速成菜，因为维生素 C 对热比较敏感，若长时间加热会使其严重破坏 (2) 急火温度较高，可使蔬菜中的氧化酶迅速失活，维生素 C 的损失相对较少

续表

序号	烹调技巧	诠释
4	焯水要火大水多	(1) 可使蔬菜迅速成熟，氧化酶迅速失活，放少量油脂，可在蔬菜表面和水面形成一层保护膜，避免空气中的氧作用于蔬菜而使维生素 C 氧化 (2) 可保持蔬菜的色泽和质感
5	淀粉勾芡	烹调中加少量淀粉，可使蔬菜鲜嫩。淀粉中的还原性谷胱甘肽有保护维生素 C 的作用。肉类中的半胱氨酸也有同样的作用，故应荤素搭配
6	不使用铜制餐具	铜制餐具和盛器中的铜离子，可使维生素 C 氧化加速
7	不要加碱	碱性环境可使维生素 C 和矿物质遭到破坏
8	适量加醋	(1) 酸能保护食物原料中维生素少受氧化而不被破坏，所以凉拌菜时可提前放醋，这样不仅保护了原料中的维生素，还有杀菌作用 (2) 烹调鱼、肉时，可先放醋，如红烧鱼、糖醋排骨等，先放醋可促进原料中的钙被人体吸收
9	现做现吃	(1) 主要是减少原料特别是蔬菜在放置过程中营养素的损失 (2) 蔬菜中的盐，可随时间的长短、渗透压的增大而使蔬菜中水溶性维生素过多地丢失

三、烹调肉类的技巧

(1) 应根据肉类原料质地，利用不同方法对肉类进行烹调。

(2) 避免高温、长时间烹调肉类，如油炸、火烤会对肉中 B 族维生素、必需氨基酸有较大影响。

(3) 烹调前调味时不要加碱，可通过挂糊、上浆和收汁有效地防止肉中的汁液渗出，从而减少维生素和无机盐的损失。

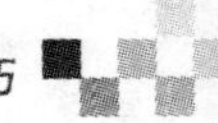

请注意：

煮食类食品，蛋白质、脂肪有不同程度的水解，可以提高蛋白质和脂肪的消化吸收率；脂肪、水溶性维生素、无机盐可较多地溶于汤汁中，其他营养素变化较少。

四、烹调其他食品的技巧

（一）烹调鲜蛋的技巧

鲜蛋的烹调方法，如煮、油煎、油炒、蒸等，除维生素 B_1、维生素 B_2 少量损失外，对其他营养成分影响不大，尤以蒸、煮影响较小。蛋类加热不仅具有杀菌作用，而且还能提高人体对其的消化吸收率。

请注意：

生蛋清中含有抗生物素蛋白、抗胰蛋白酶。前者抑制生物素吸收；后者抑制胰蛋白酶消化蛋白质，妨碍蛋白质的吸收。因此，鲜蛋不宜生食。

（二）烹调大豆的技巧

原料黄豆常用于焖猪手、排骨。烹制时，先把黄豆洗净，放在锅内用慢火炒香，以去除豆腥味。再用冷水浸泡 15 分钟后与爆炒过的猪肘块或排骨块在锅内同焖至黏糊即可。

请注意：

生大豆中含有蛋白酶抑制剂、红血球凝聚素和其他有害物质，加热处理可破坏之；同时增进大豆蛋白的消化率和其中含硫氨基酸（半胱氨酸、胱氨酸、蛋氨酸）的利用率。

相关链接：

豆腐的烹调技巧

在烹调豆腐时，可参考以下技巧，用表4—4。

表4—4　　豆腐的烹调技巧

序号	烹调技巧	诠释
1	焖制	把切成块的豆腐放进180℃高温的食用油煎至表皮稍硬、色泽金黄，然后炒香蒜茸、姜丝、菇丝、肉丝，加进汤水和调料，放进炸过的豆腐略焖成菜，即为芳香味浓的红烧豆腐
2	蒸制	在鲮鱼茸中加入调料搅拌成鱼胶，再掺进豆腐重新拌匀，平铺在碟上蒸熟，加上葱花、胡椒粉和熟油便可
3	炸制	豆腐切成方块或菱形块，裹上干淀粉，放进180℃的热油中炸至表皮酥脆，就可以制成各式脆皮豆腐菜式
4	煎制	豆腐切成长方块或三角块，在中间挖出方孔，填进肉馅，煎至肉馅金黄色，转放在热底的沙锅内加入汤水、调料焖制而成
5	炖制	经过初步熟处理（炸、煎或飞水）的豆腐放在沙锅内，加入虾米、冬菇、鲜鱿、海带、虾球、汤水、调料，制成海鲜豆腐煲
6	烩制	蒸熟的鱼，拆肉去骨，与豆腐烩成“豆腐鱼茸羹”。烩制时要配以菇丝、姜丝、韭黄等副料

另外，去除豆腐豆腥味有以下两种方法：

(1) 飞水。即水温约为90℃时焯水，水温过高豆腐成蜂窝状后不滑。

(2) 可用油炸。即锅内加油烧至八成熟，把豆腐炸成金黄色捞出即可。

第五章

不同人群的饮食搭配

第一节　婴幼儿的饮食搭配

一、0~6月婴儿的饮食搭配

（一）纯母乳喂养

纯母乳喂养能满足6月龄以内婴儿所需要的全部液体、能量和营养素。从满6月龄开始添加辅食，同时应继续给予母乳喂养，最好能到1岁。

请注意：

在4～6月龄前，如果婴儿体重不能达到标准体重，则需要增加母乳喂养次数。

（二）初乳的营养最好

1．初乳的定义

在分娩后7天内，乳母分泌的乳汁呈淡黄色，质地黏稠，称之为初乳。

2．初乳的营养价值

一般来说，应尽早开奶，产后30分钟即可喂奶。因为初乳对婴儿十分珍贵，含有丰富的营养和免疫活性物质。

请注意：

尽早开奶，可减轻新生儿生理性黄疸、生理性体重下降和低血糖的发生。新生儿的第一口食物应该是母奶。正常分娩的情况下，不宜添加糖水和奶粉，以降低过敏的风险。

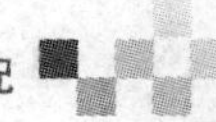

（三）维生素的补充

1．维生素 D 的补充

母乳中维生素 D 含量较低，故应尽早抱婴儿到户外活动，也可适当补充富含维生素 D 的制剂。因为：

（1）适宜的阳光，会促进皮肤中维生素 D 的合成。

（2）尤其在寒冷的北方冬、春季和南方的梅雨季节，这种补充对预防维生素 D 缺乏尤为重要。

2．维生素 K 的补充

由于母乳中维生素 K 含量低，为了预防新生儿和 1 ~ 6 月龄婴儿维生素 K 缺乏引发相关的出血性疾病，应在专业人员指导下及时给新生儿和 1 ~ 6 月龄婴儿补充维生素 K。

（四）婴儿配方食品喂养

如果不能用纯母乳喂养婴儿，则应选择适合于 0 ~ 6 月龄婴儿的配方食品（如婴儿配方奶粉）喂养，不宜直接用普通液态奶、成人奶粉、蛋白粉、豆奶粉等喂养婴儿。

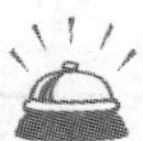

请注意：

婴儿配方食品调整了其营养成分的构成和含量，添加了婴儿必需的多种微量营养素，使产品的性能、成分及营养素含量接近母乳。

如果发现婴儿对牛奶有过敏反应，如呕吐、腹痛、湿疹、荨麻疹等，应立即停止食用，在医生指导下改用其他不含牛奶的代乳品。

二、6~12月婴儿的饮食搭配

（一）奶类优先，继续母乳喂养

1．奶类优先

奶类应是 6 ~ 12 月龄婴儿营养的主要来源，建议每天应首先保证 600 ~ 800 毫升的奶量，以保证婴儿正常的体格和智力发育需要。

2．婴儿配方食品

婴儿配方食品主要包括乳基、豆基婴儿配方粉或配方奶（适合 0 ～ 12 月龄婴儿）。

（二）及时、合理地添加辅食

1．婴儿增加辅食的原则

(1) 辅食的定义。辅食是指在婴儿 4 ～ 12 个月期间，除了乳类外，另外给婴儿提供的半流质、泥状、糊状半固体等换奶期食物。辅食添加是为婴儿提供换奶期食物的行为。

(2) 增加辅食的原则。给婴儿增加辅食时，应遵循以下原则，如图 5—1 所示。

原则一：6个月内，特别是4个月内的婴儿，应尽可能争取纯母乳喂养，不添加任何辅食；4～6个月后，应及时添加辅食

原则二：辅食添加要从少到多、从稀到稠；增加食物的种类，要习惯一种后再添加另一种

原则三：辅食添加要用匙（杯）喂。因为半固体食物可锻炼婴儿的咀嚼肌，刺激牙齿生长，不可用奶瓶喂加辅食

图5—1　增加辅食的原则

2．婴儿添加辅食的顺序

给婴儿添加辅食时，应按照以下顺序进行，见表 5—1。

表5—1　婴儿添加辅食的顺序

序号	婴儿大小	食物种类
1	0 ～ 3 个月	纯母乳喂养，按需哺乳；喂奶粉的婴儿喂鱼肝油，以补充维生素 A、维生素 B、维生素 C、维生素 D 和铁、钙、磷等
2	4 ～ 5 个月	应补充蛋黄、菜泥、鱼泥、米糊、奶糕、稀粥等以补充热能，锻炼婴儿从流质食物过渡到半流质食物

续表

序号	婴儿大小	食物种类
3	6 ~ 7 个月	喂些饼干、鸡蛋、菜末、鱼泥等
4	8 ~ 10 个月	豆腐、稀饭、肝泥、瘦肉末（也可做成小丸子、小馄饨等）、水果汁或碎菜叶等，以补充足够的热量、蛋白质类等
5	11 ~ 12 个月	喂些软饭、饼干、多种蔬菜。尽量让食物多样化，保证婴儿营养均衡
6	1 岁后	应以饭食为主，软饭、挂面、带馅食品、碎肉等，逐步断奶

3．婴儿添加辅食的注意事项

（1）配方合理，营养均衡。辅食最简单的配方只含两种食物，如粥类加一种肉类等。但最好能增加一些其他食物，以便给婴儿提供多种营养素。在搭配食物时，一般应含有以下四种成分，如图 5—2 所示。

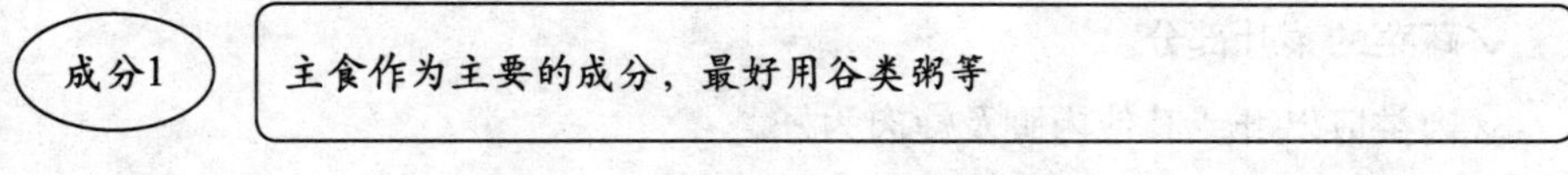

成分2　蛋白质作为辅助食品，可用动物或植物蛋白质，如奶类、肉类、鱼、蛋、豆类等

成分3　含矿物质和维生素的辅助食品，如蔬菜和水果等

成分4　供应热能的辅助食品，如油类或糖类等

图5—2　搭配食物时应含有的四种成分

请注意：

注意主辅食的比例合理，如65克的米可配合25克的禽畜肉或30克的蛋或25克的豆类，有时可采用两种提供蛋白质的食物，如豆和小鱼，最好能采用动物蛋白质以增加生物利用率。最好能选择富含维生素C、维生素A、钙的深绿色和黄红色的蔬菜水果。

(2) 选择含高能量和营养素的食品。婴儿的胃容量较小。6个月～1岁的婴儿，每餐只能吃100～200毫升的食物。因此应为婴儿每餐搭配制作量少但能量高、营养素丰富的食物，以满足婴儿生长发育的需要。

(3) 限制纯热能食物。给婴儿的饮食不宜多加油、糖等纯热能食物。每天最多只能加10克或5克油和10克或20克糖。

(4) 好吃，但不含刺激性。烹调时应注意不同颜色食物的搭配，这样可以刺激婴儿的食欲。烹调时可放入少量调味品，如油、盐等。但不适宜用刺激性调味品，如辣椒等。尽量少用或不用味精，烹调以清蒸或煮为主，不宜煎、炸。

(5) 食物应新鲜且切碎煮烂。选择新鲜的食物，并挑选其较嫩的部分，如：

✓蔬菜的菜叶部分。

✓肉类应以肝或其他内脏及瘦肉为好。

✓豆制品则以豆腐、豆腐干等为宜。

制作前，应注意切碎煮烂。蔬菜不宜长时间烧煮，否则会造成维生素C的流失。

(6) 注意卫生。在搭配制作辅助食物的过程中，如果不注意卫生，就容易引起婴儿的胃肠感染，导致腹泻、呕吐等病症的发生。

（三）合理添加泥糊状食物

1．泥糊状食物的定义

泥糊状食物就是含液体量在液体食物和固体食物之间的食物。也就是说，比液体食物干，比固体食物稀，类似稠粥一样。任何一种食物，无论是动物性食物，还是植物性食物都可以做成泥糊状。

2．婴儿添加泥糊状食物的时间掌握

一般来说，6个月开始给婴儿添加泥糊状食物，有利于减少腹泻的发生，但不

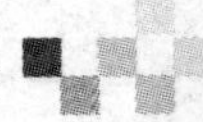

能早于4个月。对每个具体的婴幼儿该何时开始添加，应具体情况具体分析，见表5—2。

表5—2　　婴儿添加泥糊状食物的生理特征表现

序号	生理特征表现	备　注
1	母乳喂养儿每天喂8～10次或配方奶喂养1天总奶量达11次时，婴儿看上去仍显饥饿	该表中四种征象提示单纯乳类喂养不能满足婴儿的需要，婴儿已具备对泥糊状食物的吞咽能力
2	足月儿体重达到出生时的2倍，低出生体重儿体重达到6千克时，当给予足够乳量但体重增加仍不达标时	
3	对成人的饭菜感兴趣，并在需要时将头转向食物，吃饱后将头转开	
4	用汤匙触及婴儿口唇时，口唇张开或出现吸吮动作，将食物送到婴儿嘴里，他能够顺利地吞咽下去	

3．添加泥糊状食物的种类

(1)婴儿4～6个月时。添加的泥糊状食物有菜泥、烂米粥、鱼松、蛋羹、香蕉泥、苹果泥、胡萝卜泥、蛋黄泥、豆腐泥、藕粉、米糊、奶糊等，以补充热量、蛋白质、维生素等。

(2)婴儿7～9个月时。添加的泥糊状食物有肉泥、肝泥、豆腐、面片、菜粥、鱼肉泥、虾肉泥、碎菜烂粥、烂面条等，以增加热量、动物蛋白质、铁、锌，及维生素A、维生素B等。

(3)婴儿10～12个月时。可添加麦片粥、肉松饭、鸡蛋羹、龙须面、烂饭、馄饨等，并逐步从泥糊状食物过渡到固体类食物。

三、1~3岁幼儿的饮食搭配

（一）注重饮食的形态

一般情况下，1 ~ 3 岁的幼儿饮食由母乳、牛奶转变为粮食，由半流质食物转变为固体类食物,此时要保证各种营养素的充分供给。在饮食的制作上要做到细、软、碎、烂、新鲜、清洁。

请注意：

固体类食物是指比泥糊状食物更成形，但比成人食用的固体类食物更为细软的食物。

固体类食物的添加顺序应该是谷类、蔬菜、水果、鱼肉类。

（二）饮食要多样化、营养化

幼儿的饮食要特别强调多样化、营养化，应粗粮细作、细粮巧作、变换花样。食物品种多选择瘦肉、鸡蛋、鱼、新鲜的水果和蔬菜（以深色、绿色、橙色为主），尤其宜常选豆类制品。

请注意：

食物的制作方法应采用煨、煮、炖。尽量不让幼儿吃油炸或熘、煎之类的油腻食品，以免幼儿消化不良而导致腹泻。

（三）定时定量、少吃多餐

幼儿的饮食要遵循定时定量、少吃多餐的原则。

（四）应注重四个搭配

在为幼儿搭配食物时，应遵循四个搭配：荤素搭配、粗细搭配、甜咸搭配、干

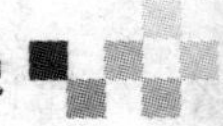

稀搭配，从而为幼儿获取丰富、科学的营养打下基础。

【范例 1】

1～3岁幼儿一周饮食搭配参考

日期	早餐	加餐	午餐	午点	晚餐
周一	荷花卷、鱼松、玉米渣粥	牛奶 170 毫升	虾仁、豌豆、炒柿子椒、豆浆、二米饭、玉米	葡萄或西瓜	包子（羊肉胡萝卜馅）、绿豆汤
周二	金银卷、爆腌鸭蛋、小馄饨汤	牛奶 170 毫升 + 麦片	黄瓜片氽鱼丸、炒扁豆、菠菜豆腐、麻酱花卷	绿豆汤、蛋糕	打卤面（猪肉、鸡蛋、虾皮、木耳、番茄、黄瓜卤）、生菜、豆芽
周三	麻酱包、虾皮炒蛋、玉米糁粥	酸奶 170 毫升	三鲜水饺（猪肝、肉末、鸡蛋韭菜、虾皮馅）、白薯	梨	牛肉丝炒洋葱、拌红萝卜、二米饭、丝瓜腐竹豆腐汤
周四	荷叶千层饼、五香花生米、疙瘩汤	牛奶 170 毫升 + 麦片	玉米面枣发糕、鸡块、烧土豆、番茄豆腐汤	葡萄或西瓜	红豆饭、猪手炖黄豆、豆浆
周五	蝴蝶卷、五香茶鸡蛋、小米菜粥	酸奶 170 毫升	包子（猪肉、海带、西葫芦、柿子椒、虾皮木耳馅）、二米粥	桃子	番茄、肉末茄子、拌黄瓜、菠菜豆腐汤、软饭、玉米

相关链接：

生病孩子的饮食计划

孩子生病后，消化功能难免会受到影响，食欲必然有所下降。这时候家长千万不可操之过急，而应根据孩子的病情和身体状况合理安排、调整饮食计划。

一、发烧

从医学的角度而言，幼儿发烧只是一种症状。感冒、咽炎、肺炎、扁桃腺炎等呼吸系统疾病皆会引起高热。

发烧时幼儿新陈代谢加快，体内的盐分和水分大量流失。因而此时的首要问题不是补充营养而是补充水分。及时补充流失掉的水分既可以帮助患儿退烧，又利于患儿体内代谢物和毒素的排泄，并可缩短病愈的时间。

（一）饮食原则

孩子发烧后唾液分泌减少，胃肠道活动减弱，由此产生食欲不振的现象。此时切忌硬逼着孩子吃东西，多吃反而可能会引起消化不良。此期间饮食应遵循清淡、易消化、少量、多餐的原则。

（二）饮食方案

应当视孩子的病程发展情况进行及时、适当的饮食调配。

（1）患病急性期孩子食欲差、热度高，此时应以流质食物为主，如米汤、牛奶、果汁、绿豆汤等。

（2）恢复期或退烧期可调配半流质食物，如营养米粉、肉末菜粥、面片汤、鸡蛋羹等。

（3）退烧后可吃些稀饭、面条、新鲜蔬菜等易消化的菜肴。

（三）饮食禁忌

不宜吃肉类、鸡蛋等高蛋白食物。

发烧是以交感神经系统活动增强为特点的全身性反应。在这种状态下，食物的消化、吸收均会受到相当的影响，尤其是难以消化的荤腥食物。这些东西如果长时间滞留于胃肠中，就会发酵、腐败，甚至会引起中毒。因此油腻食物要少吃或不吃。

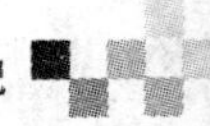

二、咳嗽

（一）饮食原则

充足的水分可帮助稀释痰液，使痰易于咳出，因此咳嗽的患儿也要注意补充水分。另外孩子咳嗽时胃肠功能比较薄弱，因此这一期间的饮食应尽量清淡。

（二）饮食禁忌

不要吃油腻以及过咸、过甜的食物，以免加重胃肠负担。

冷冻、辛辣食品会刺激咽喉部，使咳嗽加重；酸食常敛痰，使痰不易咳出。因此咳嗽的患儿应忌食冷、酸、辣食物。

含油脂较多的食物容易滋生痰液，因此花生、瓜子、巧克力等食品应少吃。

三、湿疹

婴儿湿疹又名奶癣，是一种常见的新生儿和婴儿过敏性皮肤病，多发于两岁以下的婴幼儿。

（一）饮食原则

多数含蛋白质的食物可以引起婴幼儿皮肤过敏而发生湿疹，如牛奶、鸡蛋、鱼、肉、虾、螃蟹等。

（二）饮食方案

宜吃清淡、易消化、富含维生素和矿物质的食物，如绿叶菜汁、胡萝卜水、新鲜果汁、西红柿汁、菜泥、果泥等。

（三）饮食禁忌

患儿应避免吃鱼、虾、蟹等海产品以及刺激性的食物。

四、腹泻

腹泻是幼儿常见的消化系统疾病，高发于夏季。对于腹泻的患儿既要进行及时的药物治疗，同时相应的饮食调整也尤为重要。

（一）饮食原则

护理腹泻的患儿应遵循少量多餐的原则，预防脱水、暂停禁忌食物。条件允许的话，可以在腹泻停止后的半个月内，每天给孩子加一餐，以弥补腹泻期间损失的营养。

（二）饮食方案

幼儿发生腹泻时首要的事情是给患儿饮用足够的液体，预防脱水。小于两周岁的幼儿每次腹泻后可补充口服补液50～100毫升，每天的摄入量不少于500毫升；两周岁以上的孩子则应尽量多饮，每天1 000毫升甚至更多。如果未及时到医院取得处方口服液，家长也可在家中自制：500毫升开水或米汤中，加入20克白糖和1.75克食盐。

由于腹泻的患儿胃肠消化功能紊乱，因此饮食方面要适当减少食量和喂食次数，以减轻胃肠压力。宜食清淡、易消化的食物，例如面片汤、米粥、胡萝卜汤、苹果泥等。

（三）饮食禁忌

由于腹泻时肠蠕动增强，肠内常有胀气致使腹泻加剧，所以例如牛奶、甜食、豆类物质及豆制品等宜导致胀气的食物不宜食用。

患腹泻的患儿肠道的腐败作用很强，所以应尽量减少蛋白质的摄入量，如鸡蛋、奶类及肉类食物等。

由于富含纤维素的水果会促进肠道蠕动从而加重腹泻，因此患病时应忌食此类水果和蔬菜，如菠萝、西瓜、白菜、辣椒、韭菜、红薯等。

为了避免加重胃肠负担，也应忌食生冷、油腻的食物。

第二节　儿童、青少年的饮食搭配

一、4~6岁儿童的饮食搭配

（一）平衡营养

4～6岁儿童进食的食物种类基本接近成人，可从粥、软饭过渡到普通饮食，但要注意以下事项：

（1）儿童饮食营养应注重平衡。

（2）要注意粗细粮交替、荤素搭配、食物多样化。

（3）食物应软硬适中。

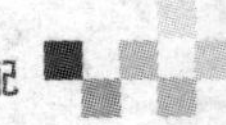

(4) 每日的餐次，除早、中、晚三餐外，下午应增加午点 1 次。

请注意：

此阶段的儿童应避免食用过于油腻、酸辣等刺激性的食品及过硬的食物，如猪油炒菜、油炸食品。

(二) 养成良好的饮食习惯

让儿童养成良好的饮食习惯，有利于营养的合理吸收，同时应注意以下事项：

(1) 按时、定量吃饭。

(2) 不吃或少吃零食。

请注意：

经常吃零食或吃过多的零食，会给胃肠道增加负担，容易引起消化不良，影响儿童的食欲，且零食不能满足营养的需求。

(3) 不要过多食用糖和含糖高的食品。摄入过多的糖将会影响食欲，减少摄取其他营养素的机会。多余的糖会变成脂肪储存在皮下，引起肥胖，并且糖在口腔内会产生酸，对牙齿有腐蚀作用，易患龋齿。

【范例 2】

4～6岁儿童饮食搭配示例

序号	早点	午餐	水果	午点	晚餐
1	大米肉菜粥、芝麻小烧饼	烧茄盒、鸡蛋汤、软饭	苹果	菠萝包	果仁肉丝、胡萝卜丝汤软饭
2	白菜肉卷、白薯粥	肉丝炒绿豆芽、白菜豆腐条汤、软饭	梨子	蒸白薯	猪肉胡萝卜馅小饺子、白米粥

续表

序号	早点	午餐	水果	午点	晚餐
3	牛奶、五香茶叶蛋	米饭、宫保鸡丁、西芹豆腐干、番茄蛋花汤	芦柑	花生汤	菜肉卷、红豆二米粥、糖醋黄瓜
4	香菇鸡丝粥、水煎包	米饭、糖醋丸子、青菜蘑菇、西红柿鸡蛋汤	香蕉	酸奶一盒	菜肉卤面、翡翠白玉汤
5	牛奶、夹心面包	扬州炒饭、西湖牛肉羹	葡萄	蒸玉米	什锦烩麻什、葱油酥饼
6	牛奶、豆沙“毛毛虫”面包	米饭、红烧鸡翅、肉末什锦烩豆腐、虾仁紫菜萝卜汤	香蕉	小面包	三鲜大肉包子、黑米稀饭
7	什锦打卤豆腐脑、花生酱夹心小馒头	米饭、油焖大虾、酸香西葫芦、榨菜肉丝汤	杨桃	蒸香芋	炸酱面、原汁汤
8	牛奶、杏仁酥	米饭、红烧肉、海米烧冬瓜、西红柿紫菜海带汤	苹果	小圆面包	鸡丝馄饨、葱油饼
9	菠菜瘦肉粥、黄金大饼	米饭、干炸带鱼、胡萝卜土豆丝、紫菜虾皮汤	梨子	酸奶一盒	荷叶饼、腊汁肉、金银二米稀饭
10	牛奶、五香鹌鹑蛋	米饭、糖醋排骨、香菇菜心、鱼头豆腐汤	圣女果	菠萝包	骨汤菠菜面、芝麻酱花卷
11	牛奶、巧克力蛋糕	米饭、茄汁基围虾、蒜薹炒猪肝、菠菜粉丝汤	香蕉	蒸玉米棒	骨汤旗花面、小花卷
12	鲜豆浆、金钱油饼、酸甜玫瑰菜	米饭、苜蓿肉、番茄烧菜花、鲫鱼汤	水晶梨	小米粥	鸳鸯馅饺

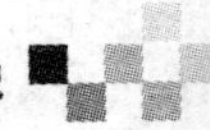

二、7~12岁儿童的饮食搭配

7 ~ 12 岁儿童的饮食搭配必须包括以下五类食物：

第一类食物：以谷类为主，如米饭、馒头、面条、玉米、红薯等，主要供给碳水化合物、蛋白质和 B 族维生素，以提供热量。

第二类食物：以动物性食物为主，如肉、蛋、奶、鱼等，以供给优质蛋白质及脂肪、矿物质、维生素 A、B 族维生素。

第三类食物：以豆类为主，如大豆及其制品，以供给植物优质蛋白质及脂肪、矿物质、饮食纤维、B 族维生素。

第四类食物：以蔬菜水果为主，供给维生素、矿物质、饮食纤维。

第五类食物：食用油和食糖，食用油应以植物油为主，以提供热量、必需脂肪酸。

【范例 3】

7~12岁儿童饮食搭配示例

序号	早餐	午餐	晚餐
1	玉米面窝窝头、牛奶（或豆奶）、卤五香茶叶蛋、豆腐乳、枇杷（或长生果）	花生米饭、肉末茄子、葱花土豆泥、鸭子海带汤	冬苋菜稀饭、豆沙包、菜椒榨菜肉丝
2	馒头和草莓酱、牛奶（或豆奶）、煮荷包蛋、酱黄瓜、夏橙或白萝卜	荞麦大米饭、香菇菜心、糖醋带鱼、豆腐血旺丝瓜汤	绿豆粥、白菜猪肉包子、虾皮冬瓜
3	鲜肉包、牛奶（或豆奶）、咸鸭蛋（半个）、素炒三丝（莴笋、白萝卜、胡萝卜）、鸭梨（或西瓜）	红枣米饭、黄豆烧牛肉、干煸四季豆、金针菇紫菜蛋汤	三鲜面块（猪肝、火腿肠、黑木耳、平菇）、清炒菠菜、青椒土豆丝
4	苹果酱花卷、牛奶（或豆奶）、煮荷包蛋、炒泡豇豆、香蕉（或黄瓜）	二米饭（黑米、标米）、香菇黄花黑木耳肉片、红椒炒黄瓜、白萝卜海带排骨汤	豆浆稀饭、葱花煎饼、菜椒芹菜肉丝

续表

序号	早餐	午餐	晚餐
5	酱肉包、牛奶（或豆奶）、素炒三丝（莴笋、白萝卜、胡萝卜）、鹌鹑蛋、猕猴桃（或桃子）	赤豆米饭、魔芋烧鸭、红椒炒花菜、鱼头香菇冬苋菜汤	芹菜猪肉包子、西红柿炒鸡蛋、肉末豆腐脑
6	面包、牛奶（或豆奶）、煎鸡蛋、卤五香豆腐干、草莓（或李子）	二米饭（大米、小米）、五香耗儿鱼、五彩银丝（黄豆芽、胡萝卜、莴笋）、鸡腿菇木耳菜猪肝汤	玉米粥、鸡蛋发糕、鱼香肉丝
7	芝麻酱花卷、牛奶（或豆奶）、煮鸡蛋、豆豉凤尾鱼、苹果（或萝卜）	金银饭（玉米糁、标米）、黑木耳笋子烧鸡、糖醋白菜、绿豆南瓜汤	韭菜猪肉饺子、蒜泥藤藤菜、肉末炒豇豆
8	豆浆、豆沙包、小口包、白煮蛋、肉松	米饭、肉末蒸蛋、毛豆肉三丁、海鲜羹水果	馒头、五香烤肉、包菜虾皮、番茄蛋汤、水果
9	绿豆汤、芝麻包、葱卷包、茶叶蛋、什锦菜	盐水对虾、青菜面结、番茄土豆汤、水果	米饭、肉末烤油腐、番茄虾仁炒蛋、米鱼蛋羹、水果
10	小米粥、鲜肉包、小口包、卤蛋、卤花生米	馒头、红烧中翅、茭白三丝、海鲜豆腐羹、水果	馒头、大烤鱿鱼丝、白菜肉糊、小排萝卜汤、水果
11	八宝粥、奶皇包、淡包、茶叶蛋、炒虾皮	二米饭、红烧鲳鱼、花菜肉片、小排黄豆汤、水果	馒头、牛肉炖土豆、莴笋丝炒蛋、香芹贡丸汤、水果
12	绿豆汤、芝麻包、葱卷包、茶叶蛋、什锦菜	金银饭、鲜肉蒸蛋、梅豆开洋、红烧冬瓜、榨菜肉丝汤	花卷、葱油鱿鱼圈、白菜三片、红烧豆腐、番茄土豆汤

续表

序号	早餐	午餐	晚餐
13	小米粥、鲜肉包、小口包、卤蛋、卤花生米	红枣米饭、红烧鸡翅、青椒土豆丝、黄瓜炒蛋、冬瓜虾皮汤	馒头、香酥鱼排、肉末茄子、青菜炒平菇、肉骨黄豆汤
14	八宝粥、奶皇包、淡包、茶叶蛋、炒虾皮	馒头、红烧对虾、青豆玉米、白菜肉糊、番茄豆腐汤	米饭、五香烤肉、蒜泥带豆、小葱煎豆腐、萝卜丝虾皮汤
15	白木耳红枣汤、麻团、葱卷包、卤蛋、榨菜丝	花卷、卤汁香肠、青菜油腐、青椒土豆丝、炖蛋汤	米饭、炒胡萝卜丝、番茄蛋汤、香菇肉片、青椒牛肉丝

三、青少年的饮食搭配

（一）食物多样化

青少年的饮食搭配应注意以下事项：

（1）谷物为主，有荤有素。

（2）多吃蔬菜、水果和薯类。

（3）常吃奶类、豆类和豆制品。

（4）经常适量吃鱼、禽、蛋、瘦肉，少吃肥肉、荤油。

（5）主食除米饭、面粉制品外，还应多吃玉米、小米、荞麦、高粱米、甘薯等杂粮。

（6）早餐除主食外，要坚持喝牛奶或豆浆。

（二）食物要求

一般情况下，青少年的每日摄入食物量可参照以下标准进行：

（1）粮食 300 ~ 500 克。

（2）肉、禽类 100 ~ 200 克。

（3）豆制品 50 ~ 100 克。

（4）蛋 50 ~ 100 克。

（5）蔬菜 350 ～ 500 克。

（6）应多吃水果、坚果类食品。

（7）海带、紫菜等海产品，香菇、木耳等菌藻类食物也应选择食用。

（8）应多吃些虾皮、糖醋排骨、油煎小鱼、骨头汤等，以补充足够的钙。

（三）三餐的营养合理

1．早餐的搭配

早餐要选择热能高的食物，以足够的热能保证上午的活动，如牛奶、鸡蛋、果酱、馒头、豆包、面包、肉类食品。

2．午餐的搭配

午餐既要能补充上午的能量消耗，又要为下午消耗储备能量。因此午餐食品要有丰富的蛋白质、脂肪。

3．晚餐的搭配

晚餐要做到吃得适量、吃得好。要保证足够的热量及适量的蛋白质、脂肪。晚餐不要吃得太晚，以免引起消化不良而影响睡眠。

【范例 4】

青少年饮食搭配示例

序号	早餐	午餐	晚餐
1	馒头、稀饭、五香鸡蛋、香椿拌豆腐、炒芥菜丝、萝卜条	米饭、土豆烧牛肉、蒜苗豆干、炒茼蒿、绿豆汤	肉包子、包菜肉片、萝卜条、咸菜、小米汤
2	油条、豆腐脑、炒白菜、榨菜、八宝菜	米饭、香酥凤翅、西红柿炒鸡蛋、香菇菜心、玉米仁汤	馒头、黄瓜肉片、熘豆芽、八宝菜、花生米汤
3	蛋糕、牛奶、火腿肠、辣油海白菜、萝卜条、咸菜	米饭、鱼香肉丝、红烧豆腐、炒油麦菜、鸡蛋汤	米线、馒头、芹菜肉丝、泡菜、大米汤

续表

序号	早餐	午餐	晚餐
4	豆沙包、蛋花汤、五香茶叶蛋、尖椒豆干丝、酱菜	米饭、黄焖排骨、海米冬瓜、麻酱生菜、鱼头豆腐汤	肉末卷、蒜薹肉丝、泡菜、萝卜条、红枣米汤
5	糖包、稀饭、咸鸭蛋、豆芽拌粉丝、咸菜	米饭、酱烧把子肉、烧凉粉、拌菠菜、绿豆汤	孜然卷、菜花炒肉片、芹菜烧腐竹、八宝菜、八宝粥
6	面包、牛奶、火腿肠、辣油素鸡、泡菜、萝卜条	米饭、尖椒炒鸡、麻辣豆腐、烧青菜、水果汤	担担面、白菜肉片、牛肉汁、萝卜条、稀饭
7	金银卷、蒸鸡蛋、拌三丁、豆腐乳、酱菜、稀饭	米饭、干炸鱼排、西红柿炒鸡蛋、大烩菜、咸菜、银耳汤	烙饼、黄豆芽炖肉、炒土豆片、咸菜、麦仁汤
8	面包、蒸银鱼蛋羹、黄瓜豆干拌海米、牛奶	大米小豆饭、蒜薹炒肉、熘红白豆腐、圆白菜炒虾皮	馒头、香酥鸡翅、青菜烩蟹、西瓜、土豆肉骨汤
9	鲜肉包、南瓜饼、白稀饭、咸鸭蛋	米饭、蒜爆大虾、素鸡烤肉、葱油土豆、香芹贡丸汤	烙饼、红烧猪脚、青菜粉丝、糖醋熏鱼、番茄蛋汤
10	扬州炒饭、紫菜汤、春卷	米饭、红烧带鱼、三黄鸡、青菜鲜菇、榨菜肉丝汤	花卷、东坡肉、芹菜炒鳗丝、白菜肉糊、咸菜虾潺汤
11	菜饭糕、咸菜包、绿豆汤、榨菜丝、白水煮蛋	米饭、鲜肉炖蛋、白菜熏鱼、香午笋虾仁、萝卜肉骨汤	盖烧饭、鱼香肉丝、西瓜、辣菜土豆汤

续表

序号	早餐	午餐	晚餐
12	生煎包、粽子、豆浆、什锦菜、卤蛋	馒头、红烧仔排、风带鱼、蒜泥青菜、肉末豆腐羹	米饭、蒜泥白肉、炒蟹、韭菜绿豆芽、冬瓜虾皮汤
13	白菜肉丝面条、葱卷、白水煮蛋	二米饭、椒盐大排、咸菜荷兰豆、小鲜烧豆腐、紫菜虾皮汤	馒头、板栗鸡块、包菜炒粉丝、咸菜土豆、番茄蛋汤
14	馒头、荷包蛋、香干炒芹菜、紫菜虾皮汤	大米绿豆饭、馒头、蒸鱼、炒圆白菜、洋葱炒豆腐、菠菜虾皮汤	烙饼、酱卤带鱼、五香大烤肉、芹菜豆芽干丝、肉骨黄豆汤
15	红枣大米粥、烧饼、肉松、豆腐干拌黄瓜丁	大米玉米饭、麻酱花卷、红烧牛肉、芹菜香菇丝、炒三丁、紫菜蛋花汤	包子、五香大排、韭菜炒鸡蛋、海带炒干丝、紫菜虾皮汤

第三节　孕妇、产妇的饮食搭配

一、孕妇期的饮食搭配

（一）怀孕1个月

1．饮食搭配

妊娠第 1 个月时，胚胎刚刚形成，此时饮食上要注意：

（1）应精细熟烂，在主食上可多吃点大麦粉，副食调味方面以酸味为主。

（2）应尽量多吃含维生素 B_1 较丰富的食物。如动物的肝脏、大豆、花生等。

（3）孕妇的肝脏运转不利时，也会发生恶心呕吐，所以孕妇这时还应该多吃些

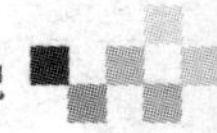

能促进胆汁分泌的食品，如牛奶、蛋黄、柠檬等。

孕妇的食谱应注意合理而全面的营养，包括蛋白质、脂肪、碳水化合物、矿物质、维生素和水。蛋白质主要包括肉类、奶类和鱼类。适量增加热能的摄入量，本月的食品中应比未孕时略有增加就可满足需要。热能主要来源于蛋白质、脂肪和碳水化合物。无机盐和维生素的供给来源于奶类、豆类、海产品、肉类、芝麻、木耳、动物肝脏、花生、核桃等。维生素食品包括玉米胚芽、瘦猪肉、肝、蛋、蔬菜、水果类。

2．推荐食谱

凉拌三丝、黄鱼汤、番茄炒豆腐、酸菜鲫鱼汤、自制酸黄瓜、烧油菜、芝麻菠菜、凉拌芹菜叶、干烧冬笋、烧茄子、银耳拌豆芽、香椿芽拌豆腐、五香海带丝、凉拌豆芽、干煸芹菜、虎皮青椒、炒黄豆芽、凉拌双耳、金色嫩豇豆、兰花油菜、烧豆腐丸子、豆腐炝花生米、香辣黄瓜丝、豆芽拌香干、糖醋红丁、炒素鸡生笋、香菇豆角、扒黄花菜素翅、番茄黄花鱼。

（二）怀孕2个月

1．饮食搭配

妊娠 2 个月之内，是胎儿分化发育的重要阶段，充足的营养、合理的饮食搭配对胎儿及孕妇都是非常有利的。孕妇日常饮食应以优质的蛋白质(如鱼肉类、蛋、牛奶或乳制品、大豆或大豆制品等)、钙为主，再视需要添加维生素类，好好调理。

妊娠第 2 个月时，孕妇身孕反应较严重，为防止呕吐，可以在起床前吃些干食，如烤馒头片、饼干等，不要吃稀饭或汤菜。晚餐后一般呕吐减轻，因此晚餐可以吃得丰盛些。另外，少量多餐或吃清淡可口、少油腻的食物，也有益于防止孕吐。可多选孕妇平常爱吃的食物，其中以瘦肉、鱼类、蛋类、面条、牛奶、豆浆、新鲜水果及蔬菜为佳。

2．推荐食谱

山楂鲤鱼鸡蛋汤、凉拌猪肝、麻酱菠菜、草莓绿豆粥、炒素什锦、什锦果汁饭、豆仁饭、奶油玉米笋、青芹拌香干、糖醋白菜、炝土豆丝、豆芽炒韭菜、拔丝苹果、糖醋萝卜皮、芹菜拌银芽、猴头菇扒菜心、黑木耳炒黄花菜、松仁海带、糖醋排骨、腐竹烧肉丝、甜椒牛肉丝、核桃芹菜炝腐竹、炝腐竹、柠檬炒肉片、炒三豆、松子豆腐、猕猴桃烩水果、榨菜蒸牛肉、玉米饭团。

（三）怀孕3个月

1．饮食搭配

孕妇在第 3 个月时，只要吃饱了，身体便可获得足够的热量和蛋白质，但是在代谢过程中，还需要维生素的帮助和催化，所以孕妇要多吃新鲜的水果和蔬菜。

怀孕前期是胎儿的骨骼及内脏的形成期，孕妇要多吃一些含钙及蛋白质的食物，而且蛋白质每天至少要摄入 40 克才可以维持孕妇的蛋白质平衡。

2．推荐食谱

鱼肉水饺、豆芽炒肉丝、海米拌芹菜、鱼香肝片、花生炖猪蹄、虾油拌豆腐、干蒸鲤鱼、酸辣鱿鱼卷、香椿蛋炒饭、炝虾子菠菜、蛋黄菜花汤、虾皮粉丝汤、豆腐干拌豆角、拌海蜇皮、五丝黄瓜、凉拌什锦、菠菜肉丝拌凉粉、小窝头、糖醋黄鱼、肉丝榨菜汤、健胃萝卜汤、口蘑烧茄子、虎皮核桃仁、扒银耳、白菜煮海瓜子、甜脆银耳盅、炒胡萝卜酱、麻酱拌茄子、虾皮烧冬瓜、炝芹菜。

（四）怀孕4个月

1．饮食搭配

妊娠 4 个月饮食的重点是，使孕妇摄取足够的营养。在这个时期，胎儿进入了急速生长的时期，需要较多的营养，因此孕妇要多摄取蛋白质、植物性脂肪、钙、维生素等营养物质。

孕妇要在怀孕 4 个月时注意体重的增长，要合理地摄入热量，建议此期最好每天应有：

（1）谷类主食 350 ~ 500 克，如米、面、玉米、小米等。

（2）动物性食物 100 ~ 150 克，如牛、羊、猪、鸡、鱼肉、蛋等。

（3）动物内脏 50 克，每周至少 1 ~ 2 次。

（4）水果 100 ~ 200 克。

（5）蔬菜 500 ~ 750 克。

（6）奶及奶制品 250 ~ 500 克。

（7）豆及豆制品 50 克，如豆腐、豆浆、红小豆、绿豆、黄豆等。

（8）油脂类 25 克，如烹调油等。

2．推荐食谱

豆芽生鱼片、油爆肚仁、小米面发糕、清炖牛肉汤、木瓜羊肉汤、苜蓿肉、茭白炒鸡蛋、烧鸭肝、虾子烩豆腐、雪菜炒鱿鱼、红烧海参、虾皮炒韭菜、核桃明珠、

牛骨营养汤、板栗烧鸡、杏仁扣猪肘、肉丝黄瓜面、素菜包子、什锦甜粥、鸡翅烧猴头菇、蛋皮炒菠菜、虾仁炒油菜、碧绿鱼肚、麻酱番茄、核桃红枣兔肉汤、爆炒黑三丝、白扁豆粥。

（五）怀孕5个月

1．饮食搭配

5 个月时的胎儿生长趋于平稳，此时孕妇应尽量多吃些营养均衡的食品，切忌饮食过量。妊娠 5 个月时，孕妇容易引起贫血，要小心谨慎。在这个时期孕妇要注意及时补充铁。铁在肝脏、蛋黄、海藻类、菠菜、荷兰豆、紫苏叶、大豆、黄豆粉、黑砂糖、蜂蜜中含量丰富。

怀孕 5 个月时，孕妇下腹部隆起已经很显眼了，腹部有下坠、松弛之感，饭后食物在胃里不易消化，可以每顿饭减少进食量，将一日三餐分为四餐、五餐，即少食多餐。

从本月起，孕妇应注意补钙，还要加服鱼肝油补充维生素 D。但有些人因补钙心切而大量服用鱼肝油，这样做是不妥当的，因为过多地服用鱼肝油会使胎儿骨骼发育异常，造成许多不良后果。对于长期在室内工作、缺乏晒太阳机会的孕妇，要在医生的指导下适量补充维生素 D 以促进钙的吸收。

2．推荐食谱

青椒炒鸡蛋、糖醋鱼卷、莲蓬豆腐、海米烧油菜、鸭馄饨、蜜汁猪排、桂圆肉粥、三鲜烩鱼唇、八宝粥、核桃江米粥、黑糯米粥、豌豆粥、油炸茄盒、葱油锅饼、蛋皮烧麦、玉米虾皮饺、五仁饺子、海参粥、猪肝菠菜汤、拌豆腐干丝、柿椒炒嫩玉米、鲤鱼补血汤、生姜泥鳅汤、糯米莲子粥、大枣粥、桂花馒头、猪肝炒核桃、芙蓉鸡丝、红枣羊骨粥、香菇小米粥。

（六）怀孕6个月

1．饮食搭配

怀孕 6 个月时，孕妇和胎儿的营养需要猛增，应该注意增加适量的营养，以保证身体的需要。在增加营养的同时要重点增加维生素的摄入量。

由于孕妇体内能量及蛋白质代谢加快，对维生素 B 族的需要量增加，而此类维生素又无法在体内储存，必须有充足的供给才能满足需要，因此，孕妇在此期应摄入富含此类物质的瘦肉、肝脏、鱼、奶、蛋，及绿叶蔬菜、新鲜水果。

妊娠 6 个月时，铁的摄取量一定不可缺少。因为铁是一种重要的矿物质，它的作用是生成血红蛋白，而血红蛋白能够把氧运送给细胞。人体需要摄取少量的铁储存在组织中，胎儿就从这种“仓库”中吸取铁，以满足自己的需要。所以，孕妇在妊娠期间还必须多吃一些富含铁的食物，如牛奶、肉类、大叶青菜、水果等。

2．推荐食谱

滑炒鳝鱼丝、什锦腐竹、香芹鳝丝、香菇熏干、花生米炒芹菜、韭菜炒鸡蛋、干煸鳝鱼丝、银鱼青豆松、桃仁火腿炒虾球、虾皮萝卜丝汤、雪菜蚕豆汤、莲子桂圆汤、鸡蛋蒜苗面、鲜肉包子、叉烧包、蟹黄包子、烩蛋饺、油酥饼、葱花饼、宫保鸡丁、胡桃大米粥、首乌红枣粥、乌鱼冬瓜汤、萝卜炖鲤鱼、干贝炒苋菜、黄豆芽猪血汤、冬瓜鸡汤、鲫鱼炖海带、肝泥如意卷、黄瓜木耳汤。

（七）怀孕7个月

1．饮食搭配

怀孕 7 个月以后，胎儿大脑正在发育，代谢活动也增强，孕妇的食欲增加，需要大量的热量和蛋白质。因此，为了满足这个时期的营养需要，孕妇应在孕中期的饮食基础上，多增加一些豆类蛋白质，应多吃豆腐多喝豆浆。为了满足大量钙的需要，应多吃海带、紫菜等海产品。为了满足维生素的需要，应多吃动物的肝脏。由于怀孕后期，胎儿生长更快，胎儿体内需要储存的营养素增多，孕妇需要的营养也达到高峰。为此，应做到膳食多样化，尽力扩大营养素的来源，保证营养素和热量的供给。

在本月，孕妇不宜多吃动物性脂肪，也应减少盐的摄入量，忌吃咸菜、咸蛋等含盐分高的食品，水肿明显者尤其要控制每日盐的摄取量，限制在 2~4 克。忌用辛辣调料，多吃新鲜蔬菜和水果，适当补充钙元素。

2．推荐食谱

香菇烧鹌鹑蛋、珊瑚白菜、猪肝炒油菜、鸭血豆腐汤、桃仁炒猪腰、煲仔黄牛肉、甜藕糯米粥、土豆青椒丝、东坡豆腐、芝麻烧饼、清炖牛肉汤、葱花蛋汤、鲤鱼赤豆汤、桂圆牛肉汤、鹌鹑枸杞汤、莲藕花生骨头汤、豆腐汤、乌鸡籼米粥、冬瓜鲤鱼头粥、赤豆红糖粥、红枣核桃酪、番茄猪肝面、肉菜包、百果酥饺、四川泡菜、素四喜蒸饺、什锦咸味粥、鲤鱼粳米粥、五色紫菜汤、炒猴头蘑。

（八）怀孕8个月

1．饮食搭配

怀孕 8 个月应保证热量的供给，除需大量葡萄糖供给胎儿迅速生长和体内糖原、脂肪储存外，还需要一定量的脂肪酸，尤其是亚油酸。此时也是胎儿大脑增殖高峰期，其大脑皮层增殖迅速，丰富的亚油酸可满足胎儿大脑发育所需。孕妇可通过植物油

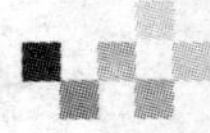

进行补充，玉米、花生、芝麻中也含亚油酸。此外，为了减轻水肿和妊娠高血压综合征，在孕妇饮食中要少放食盐。

在本月，为了减少胎膜早破的危害，还应增加铜的摄入量。含铜量高的食物有肝、豆类、海产类、贝壳类水产品、蔬菜、水果等。如孕妇不偏食，多吃上述食物是不会发生铜缺乏症的，也就可以减少发生胎膜早破的机会。

2．推荐食谱

麻酱白菜、核桃蜜、笋焖白菜、沙丁鱼炒南瓜、奶油扒龙须菜、荠菜炒鱼条、墨鱼花生排骨汤、雪菜肉丝汤面、黑木耳炒黄花菜、银芽鸡丝、猪肝菠菜、糖醋参鱿片、清蒸鲫鱼、炒腰花、烧蹄筋、猪肉冬瓜汤、鸡肉豌豆饭、清拌菠菜、五香花生米、炒扁豆角、鲜蟹锅贴、鲜肉粽、香菇炒菜花、菠菜鸡蛋汤、虾皮萝卜汤、胡辣海参汤、鲜肉拌粉皮、糯米椰子粥。

（九）怀孕9个月

1．饮食搭配

怀孕 9 个月里，必须补充维生素和足够的铁、钙。充足的水溶性维生素中以硫胺素（维生素 B_1）最为重要。本月如果硫胺素不足，易引起呕吐、倦怠、体乏，甚至还会影响分娩时子宫收缩，使产程延长，分娩困难。硫胺素可以从肉类、谷物、豆制品中摄取。

新生儿特别容易出血，脑部或脊柱出血将造成脑性麻痹。维生素 K 是血液正常凝结所必需的营养物质，因此在怀孕的最后一个月，孕妇应多吃维生素 K 含量丰富的食物，如新鲜的肝脏、煮熟的绿色蔬菜、新鲜的酸奶等。

2．推荐食谱

盐水鸭肝、萝卜牛腩饭、柠檬鸭肝、牛肉粥、冬瓜羊肉汤、沙锅淮山乌鸡汤、娃娃菜墨鱼汤、扁豆红糖粥、韭菜鸡蛋锅贴、青椒三丝、猪肝炒油菜、桃仁炒猪腰。

（十）怀孕10个月

1．饮食搭配

这一时期是蛋白质在孕妇体内储存相对较多的时期，故应多摄入一些动物性食物和大豆类食物。如鱼、瘦肉以及猪、牛、羊的肝脏等。

这一时期也是胎儿大脑细胞相对增殖的高峰期，需要足够的脂肪酸来满足大脑的发育，故孕妇可多食些海鱼和蛋类。

缺乏维生素容易引起呕吐、倦怠、分娩时子宫收缩乏力，延缓产程。孕妇应每天多吃新鲜的水果蔬菜，可依自己的口味进行选择。

2．推荐食谱

牛奶燕麦粥、枸杞炖乌鸡、海苔牛肉、虾皮萝卜丝汤、火爆腰花、家常焖带鱼、鲤鱼汤、紫苋菜粥、老鸽汤、鳝鱼猪蹄汤、猪肝炒油菜、桃仁炒猪腰。

二、产妇的饮食搭配

（一）坐月子时的饮食搭配

1．多喝汤、多饮水

坐月子时，应多喝汤，如排骨汤、猪蹄汤、鸡汤等。应多喝水，以防便秘。

2．主食精细搭配

每日进餐应适当搭配一定比例的杂粮，做到粗、细粮合理搭配，力求主食多样化。

3．其他食物的合理食用

产妇在吃肉、蛋食物的同时，还要吃一些含纤维素多的新鲜蔬菜、水果。新鲜的蔬菜和水果，不仅可补充维生素C、纤维素，还可促进食欲、帮助消化及排便，以防产后便秘。

4．饮食禁忌

（1）不能吃生冷与冰制食品，少吃辛辣食品。

（2）产妇忌食寒、凉性水果，如西瓜、柿子、香瓜、椰子、草莓、橘子、芒果、橙等。尽量不要吃反季节的水果。

【范例5】

月子餐的搭配参考

序号	食物种类	具体菜谱
1	主食	米饭、青丝卷、豆沙卷、糖包、肉龙、糖花卷、千层饼等
2	素菜	可选择白菜豆腐、鸡蛋炒菠菜、胡萝卜豆腐丝、西红柿炒鸡蛋、清炒油麦菜、鲜蘑油菜等
3	汤	可选择鲫鱼汤、乌鸡汤、甲鱼汤、花生排骨汤、莲藕猪脚汤、番茄牛肉汤、小白菜丸子汤、羊肉冬瓜汤等

续表

序号	食物种类	具体菜谱
4	荤菜	可选择红烧鸡翅、海带炖肉、清炒虾仁、红烧鱼块等
5	早晚加餐	可选择莲子红枣粥、小米红糖粥、百合红豆粥、小枣绿豆粥、玉米面粥、酒酿蛋花、疙瘩汤、鸡汤馄饨、鸡汤龙须面等

【范例6】

剖腹产产妇的饮食搭配

一、剖腹产后第一周饮食安排

1．剖腹产后第一周饮食原则：以清除恶露、促进伤口愈合为主

剖腹产术后约24小时，胃肠功能才可恢复，待胃肠功能恢复后，给予流食1天，如蛋汤、米汤，忌食牛奶、豆浆、大量蔗糖等胀气食物。肠道气体排通后，改用半流质食物1~2天，如稀粥、汤面、馄饨等，然后再转为普通饮食。

（1）最初可以鸡汤、肉汤、鱼汤等汤水类进补，但是不可加酒（务必把汤面上的肥腻油脂撇去）。

（2）猪肝有助排恶露及补血的功效，是剖腹产产妇最好的固体食物选择。

（3）甜点也可以帮助排除恶露。

（4）子宫收缩不佳的产妇，可以服用酪梨油，帮助平滑肌收缩、改善便秘。

（5）鱼、维生素C有助伤口愈合。

（6）因失血较多，产妇宜多吃含铁质食物补血。

（7）药膳食补可添加枸杞、红枣等中药材。

（8）四点不宜：术后一周内禁食蛋类及牛奶，以避免胀气；避免油腻的食物；避免吃深色素的食物，以免疤痕颜色加深；避免咖啡、茶、辣椒、酒等刺激性食物。

2．剖腹产后第一周食谱推荐

（1）萝卜汤（帮助排气）。

（2）陈皮粥（帮助排气，增加食欲）。

（3）小米红糖粥（帮助排气，补血）。

（4）山楂粥（开胃消食，帮助恶露排除）。

（5）麻油猪肝（促进产后恶露排除）。

(6) 生化汤（补血，促进产后恶露排除，促进子宫功能恢复）。

(7) 养肝汤（帮助中和或去除因手术麻醉药残留于体内的余毒）。

(8) 山药薏米粥（补气，去水肿）。

(9) 甜糯米粥（预防便秘，糖尿病人不宜吃）。

(10) 红豆汤（补血，利尿，促进乳汁分泌）。

(11) 西红柿瘦肉汤（补血，促进消化）。

(12) 麻油鱼。

(13) 素炖品（适量香菇、莲子、红枣、枸杞、山药，加米酒水炖至酥烂，以上材料可单独使用，也可一起使用）。

二、剖腹产后第二周饮食安排

1. 剖腹产后第二周饮食原则：以防治腰酸背痛为主

本周主要是收缩子宫与骨盆腔，着重腰骨复原、骨盆腔复旧，促进新陈代谢；为预防腰酸背痛，主要增强骨质和腰肾的功能，恢复骨盆。食物部分与剖腹产后第一周相同，可以参考第一周的食谱推荐，药膳部分则改用杜仲，可以加杜仲茶做饮料喝。

2. 剖腹产后第二周食谱推荐

(1) 桂圆红枣粥（补血，安神养心）。

(2) 木瓜鳅鱼汤（催乳）。

(3) 山楂茶、荔枝核（生津开胃）。

(4) 炒腰子（帮助子宫收缩，促进新陈代谢）。

(5) 糯米油饭（帮助消化，防止产后内脏下垂）。

(6) 麻油鱼。

(7) 蔬菜类（补血，防治便秘）。

(8) 杜仲茶（利于盆骨恢复）。

三、剖腹产后第三周至第四周饮食安排

1. 剖腹产后第三周至第四周饮食原则：滋补调养

剖腹产后第三周和第四周，产妇可以开始进补，补充营养、调养体力，补血、理气，预防老化，帮助女性恢复肌肤的光滑与弹性。经过第一周的“排泄”及第二周的“收缩”后，从第三周起可以开始吃调理产后体力最佳的调养品和进行催乳。

(1) 膳食可开始使用酒。

(2) 食物部分与剖腹产后第一周相同，可以增加一些热量，食用鸡肉、排

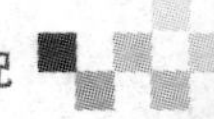

骨、猪脚等。

（3）口渴时，可以喝红茶、葡萄酒、鱼汤。

（4）药膳食补可用四物、八珍、十全（冬日用）等中药材。

2．剖腹产后第三周至第四周食谱推荐

麻油鸡、鸡汤面条、花生猪脚汤、猪脚肉皮汤、姜丝麻油煎鸭蛋、银耳莲子枸杞粥、热牛奶或红茶、赤豆粥、桂圆小米粥、猪蹄通草汤、大骨汤、通草鲫鱼汤、木瓜大枣花生汤、鳕鱼炖豆腐。

（二）哺乳期的饮食搭配

1．增加鱼、禽、蛋、瘦肉及海产品的摄入

动物性食品，如鱼、禽、蛋、瘦肉等，可提供丰富的优质蛋白质。哺乳期的产妇每天应增加总量为 100 ～ 150 克的鱼、禽、蛋、瘦肉。

2．适当增加奶类，多喝汤水

要增加奶类等含钙丰富食物的摄入，奶类含钙量高，易于吸收利用，是补充钙的最好食物来源。哺乳期的产妇每天饮用牛奶 500 毫升，则可从中得到约 600 毫克的优质钙。

3．食物烹调应清淡少油，同时要保证热量

哺乳期产妇的食物，应以高蛋白低脂肪为主，如黑鱼、鲫鱼、虾、黄鳝、鸽子等，以避免因脂肪摄入过多引起产后肥胖。为了食物容易消化，在烹调方法上宜多采用蒸、炖、焖、煮，不采用煎、炸的方法。

4．有荤有素，粗细搭配

哺乳期产妇每天的食物品种要丰富，应荤菜、素菜搭配着吃，经常吃些粗粮、杂粮，以防便秘。

请注意：

竹笋、菠菜、苋菜中含有植物酸，会影响钙、铁、锌等微量元素的吸收；麦片、麦芽、大麦茶容易使产妇回奶，在月子里及整个哺乳期应避免食用。

第四节　中、老年人的饮食搭配

一、中年人的饮食搭配

中年人的饮食搭配可参考以下要领，见表5—3。

表5—3　中年人的饮食搭配要领

序号	种类	搭配要领
1	粮食类	(1) 以粗粮为主，多选择根茎类的，如红薯、玉米等应达到600~800克 (2) 限制摄入精制糖，每日摄入糖类250～350克 (3) 主食应粗细搭配，避免吃加工过精的食品
2	鱼类	多吃鱼，每周最好有2～3餐鱼及其他水产品（如虾、蟹等）饮食
3	高蛋白食物	每份瘦肉50克或鸡蛋1个，或豆腐100克，或鸡鸭肉100克，或鱼虾100克
4	坚果	如核桃仁、松子仁含有丰富蛋白质和不饱和脂肪酸等，有利于增强体质及预防动脉粥样硬化
5	菌类	如每日食黑木耳5～15克，显著降低血黏度与血胆固醇，有助于预防血栓形成
6	藻类	紫菜、海带等藻类食物，含有藻胶酸、海带氨酸、钾、磷、钙、胡萝卜素和维生素B_1、维生素B_2、维生素C、维生素P及多种氨基酸

续表

序号	种类	搭配要领
7	其他	(1) 每日500克蔬菜及水果，如胡萝卜、红薯、南瓜、西红柿等，以增加维生素、膳食纤维的摄入 (2) 每日饮牛奶或豆奶一杯，补充钙质 (3) 应少食食盐，每日不超过6克 (4) 每日可饮少量红葡萄酒（50～100毫升），以助增加高密度脂蛋白及活血化淤，预防动脉粥样硬化 (5) 饮料以茶最好，茶以绿茶为佳

二、老年人的饮食搭配

（一）老年人的饮食原则

1．饮食要松软

老年人饮食应松软，这样有利于消化吸收。在食物烹调上，以蒸、煮、炖、烩为主。老年人食用粥养生比较好，尤其是早餐食用粥，有利于老年人养胃。

2．饮食要清淡

老年人食欲降低，因而在食品的烹调上除注意色、香、味俱全外，还应注意清淡。

3．饮食温度要适合

在深秋和冬季，老年人适合选择食用具有温补作用的食品与药膳等，以利于保养元气；夏天要少食用生冷食品，尤其是冷饮，以防损伤脾胃，引起消化不良、腹痛、腹泻等病症。

4．饮食要新鲜

新鲜食物所含的营养素多，而且味道鲜美。既能激起老年人的食欲，又便于消化吸收。在饮食中，老年人千万不能食用任何腐败变质的食物，及半死或已死的甲鱼、螃蟹等。

5．饮食要适量

如果老年人饮食过量，极易造成胃肠的负担过重，出现嗳气、腹胀、腹泻等症状。甚至还会损害老年人的脑功能，使人衰老的速度加快。所以应根据老年人的体质、活动量的大小、热能消耗的多少等具体情况，实行少而精、少吃多餐的原则。

请注意：

一般来说，老人每天最少进食3餐。最好在3次主餐之外，增加2次或3次点心。主餐中每餐应有两种以上的菜，点心可选食豆奶、红枣莲心汤、花生糊、各种咸甜粥、松软糕点、水果等食品。3次主餐的间隔时间为4～6小时，点心放在主餐之间和睡前1小时。

6．饮食要以素为主

老年人要多吃各种蔬菜与水果。以素为主，注意荤素搭配，以利于吸收多种营养。

7．要适量喝茶

老年人适量喝茶，可补充维生素、叶酸、烟酸等必需的营养物质。喝茶有提神、醒脑，改善肠胃功能，防治高血压、冠心病、龋齿、癌症等功能。

8．进餐时最好有家人陪伴

这样有利于老年人增进食欲，免除孤独。

（二）老年人的饮食禁忌

1．银耳

银耳不太好消化。如果老年人一次食用过多或连续多餐食用，就会引起肠梗阻，表现为腹部阵发性绞痛，恶心、呕吐、腹胀、便秘、肛门停止排气等，有些病情严重的甚至需要手术治疗。

2．鱼子

老年人应尽可能少吃鱼子。因为鱼子富含胆固醇，并且鱼子虽然很小，但吃下去会很难消化而引起腹泻。因此，在烹饪的过程中要煮熟煮透，吃的时候不要让老年人吃得过量。

3．葵花子

葵花子不适合老年人食用。首先，葵花子含油量高，且这些油脂大都属于不饱和脂肪酸，进食过多可能会造成肝功能障碍，还容易引发肝组织坏死或肝硬化。而有些葵花子在炒制时用的香料，如桂皮、大茴、花椒等对胃都有一定的刺激作用。

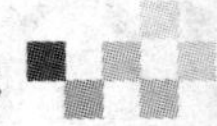

4．豆腐

豆腐中含有植酸和胀气因子。如果一次食用过多，不仅会阻碍人体对铁的吸收，还容易引起蛋白质消化不良，出现腹胀、腹泻等不适症状。制作豆腐的大豆含有一种叫皂角苷的物质，会促进人体内碘的排泄，造成人体内碘的缺乏。

5．空腹吃香蕉、菠萝

（1）影响心脏功能。香蕉中除了含有帮助睡眠的钾元素外，还含有大量的镁元素。如果老年人空腹食用，会使血液中的含镁量突然升高，从而影响老年人的心脏功能。

（2）伤胃。菠萝里含有强酵素，老年人空腹吃会伤胃。菠萝里的营养成分必须在吃完饭后，才能更好地被吸收。

6．空腹喝醋或吃蒜

空腹喝醋会导致胃酸过多而伤胃；而蒜素会对胃黏膜、肠壁造成刺激，引起胃痉挛。

7．喝酒

酒能使人体的组织器官受损害、降低智力和加剧痴呆症状。长期酗酒，可以引起胃和肺的出血与肝硬化，甚至发展为肝癌。

（三）老年人的正常喝水

1．老年人喝水的选择

新鲜的白开水是最佳选择。早晨起床如饮些白开水，可很快使血液得到稀释，纠正夜间的高渗性脱水。

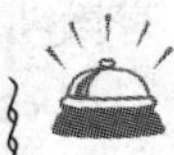

请注意：

白开水是天然状态的水，经过多层净化处理后煮沸的；水中的微生物已经在高温中被杀死，并且开水中的钙、镁元素对身体健康是很有益的。

2．老年人喝水禁忌

（1）喝盐水。老年人喝盐水，会使口更加干渴。而且早晨是人体血压升高的第一个高峰期，喝盐水会使老年人的血压更高。

(2) 喝饮料。老年人早上起来的第一杯水，最好不要喝果汁、可乐、汽水、咖啡、牛奶等饮料。

请注意：

汽水和可乐等碳酸饮料中大都含有柠檬酸，在代谢中会加速钙的排泄，降低血液中钙的含量，长期饮用会导致缺钙。而另一些饮料有利尿作用，清晨饮用非但不能有效补充机体缺少的水分，还会增加机体对水的需求，反而造成体内缺水。

3．老年人喝水的温度要求

老年人早上起来喝水，最好喝和室温相同的开水；天冷时，可以喝温开水，以尽量减少对胃肠的刺激。在头天晚上晾开水时，一定要加盖。因为开水在空气中暴露太久，会失去活性。

4．老年人喝水量要求

运动量大或天气炎热时，喝水量就要相应增多。老年人清晨起床时，是新的一天身体补充水分的关键时刻。这个时候应该喝 300 毫升的水比较合适。

5．老年人喝水的时间、速度要求

(1) 老年人喝水的时间要求。老年人清晨喝水时，必须是空腹喝。也就是说，应该在吃早餐前喝水，否则就收不到促进血液循环、冲刷肠胃等效果。

(2) 老年人喝水的速度要求。老年人喝水最好是小口小口地喝。因为喝水速度过猛，对老年人身体是非常不利的，可能会引起老年人血压降低和脑水肿，导致头痛、恶心、呕吐等不良的症状。

【范例 7】

老年人饮食搭配参考

在这里仅提供60岁、70岁老年人的日常饮食搭配作为参考，见表5—4。

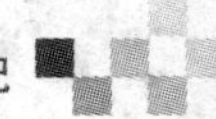

表5—4 老年人饮食搭配参考

时间＼对象	60岁男性（轻体力劳动的老年人）	70岁男性（轻体力劳动的老年人）
早餐	馒头（标准粉40克），牛奶卧鸡蛋（牛奶250克、鸡蛋40克）	花卷（标准粉50克），牛奶200克
午餐	烙春饼（标准粉70克），炒合菜（猪肉25克、绿豆芽100克、菠菜100克、韭菜20克、粉条20克、植物油10克，酱油、盐适量），红豆小米粥（小米35克、红豆15克）	发面饼（标准粉150克），肉丝炒韭菜（猪肉丝25克、韭黄120克、植物油8克），虾皮三丝（虾米皮10克、菠菜50克、土豆70克、胡萝卜80克、植物油5克），海蛎汤（海蛎肉10克、高汤300毫升、香菜少许）
晚餐	米饭（粳米150克），香菇烧小白菜（小白菜200克、香菇10克、植物油15克、高汤，葱、姜、料酒、盐适量），炒胡萝卜丝（肥瘦猪肉10克、胡萝卜50克、冬笋50克、植物油5克，姜、酱油、盐适量），菠菜紫菜汤（菠菜50克、紫菜10克、鸡汤、料酒、味精、盐适量）	米饭（大米100克），葱椒带鱼（带鱼75克、葱、姜、花椒、醋、白糖适量，植物油6克），小白菜口蘑汤（小白菜70克、干口蘑10克、粉条20克、油1克、汤300毫升）
晚点	橘子50克	橘子50克
备注	以上食谱供能量2 000千卡，蛋白质71克，其他营养素基本符合老年人要求	以上食谱供能量1 800千卡，蛋白质65克，其他营养素符合老年人需要

老年人三餐热能分配：早餐占30%，午、晚餐各占35%。老年妇女可以按照上述食谱各减去部分粮食、油脂，以减少200～300千卡能量。

第五节　病人的饮食搭配

一、生病婴幼儿的饮食搭配

（一）婴幼儿发烧时的饮食注意事项

婴幼儿发烧时的饮食应遵循清淡、易消化、少量多餐的原则，注意以下事项：

（1）应当视婴幼儿的病情，进行及时、适当的饮食调配。

（2）应以流质食物为主，如米汤、牛奶、果汁、绿豆汤等。

（3）恢复期或退烧期，可调配半流质食物，如营养米粉、肉末菜粥、面片汤、鸡蛋羹等。

（4）退烧后，可吃些稀饭、面条、新鲜蔬菜等易消化的菜肴。

（5）油腻食物少吃或不吃。

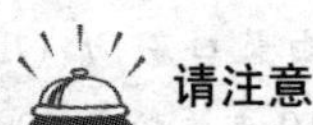

请注意：

婴幼儿发烧时，其食物的消化、吸收均会受到影响。尤其是难以消化的荤腥食物，如果长时间滞留于胃肠中，就会发酵、腐败，甚至会引起中毒。

（二）婴幼儿咳嗽时的饮食注意事项

婴幼儿在咳嗽时，其饮食搭配应注意以下几个方面：

（1）要注意补充水分。因为充足的水分可帮助稀释痰液，使痰易于咳出。

（2）饮食应尽量清淡。

（3）不要吃油腻及过咸、过甜的食物，以免加重婴幼儿的胃肠负担。

（4）应忌食冷、酸、辣食物。因为冷冻、辛辣食品，会刺激婴幼儿的咽喉部，使咳嗽加重；酸食常敛痰，使痰不易咳出。

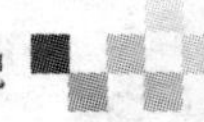

（5）花生、瓜子、巧克力等食品应少吃。因为含油脂较多的食物，容易滋生痰液。

（三）婴幼儿腹泻时的饮食注意事项

婴幼儿腹泻时，其饮食搭配应注意以下几个方面：

（1）遵循少量多餐的原则。

（2）可在腹泻停止后的半个月内，每天给婴幼儿加一餐，以弥补腹泻期间损失的营养。

（3）给婴幼儿饮用足够的液体，预防脱水。具体方法是：

✓小于两周岁的婴幼儿，每次腹泻后可补充口服补液 50 ~ 100 毫升，每天的摄入量不少于 500 毫升。

✓两周岁以上的幼儿，则应尽量多饮水，每天 1 000 毫升甚至更多。

（4）宜食清淡、易消化的食物，如面片汤、米粥、胡萝卜汤、苹果泥等。

（5）不宜食用牛奶、甜食、豆类物质及豆制品等，易导致胀气的食物。

（6）尽量减少蛋白质的摄入量，如鸡蛋、奶类及肉类食物等。

（7）忌食菠萝、西瓜、白菜、辣椒、韭菜、红薯等水果和蔬菜。

（8）忌食生冷、油腻的食物。

（四）婴幼儿出现湿疹时的饮食注意事项

婴幼儿出现湿疹时，其饮食搭配应注意以下几个方面：

（1）宜吃清淡、易消化、富含维生素和矿物质的食物，如绿叶菜汁、胡萝卜水、新鲜果汁、西红柿汁、菜泥、果泥等。

（2）少食用可引起婴幼儿皮肤过敏而发生湿疹的含蛋白质的食物，如奶、鸡蛋、鱼、肉、虾、螃蟹等。

（3）避免吃刺激性的食物。

（五）贫血婴幼儿的饮食注意事项

婴幼儿出现贫血时，其饮食搭配应注意以下几个方面：

（1）除了服用补血剂外，合理饮食非常重要。

（2）少吃零食，多吃蔬菜、水果。

（3）让婴幼儿多吃富含铁元素的食物，如菠菜、豆制品、黑木耳、动物的肝脏、牛肉、红枣等。

（4）可让婴幼儿食用颜色很深的荞麦蜂蜜。

（5）如果是预防营养型巨幼细胞性贫血，还应让婴幼儿多吃富含叶酸的食物，如豆类、深色绿色蔬菜、全麦面包等。

二、生病孕妇、产妇的饮食搭配

（一）妊娠糖尿病的饮食搭配

1．定义

即原本并没有糖尿病的妇女，在怀孕期间发生葡萄糖耐受性异常时，称为“妊娠糖尿病”。

2．影响

可引起胎儿先天性畸形、新生儿血糖过低及呼吸窘迫症、死胎、羊水过多、早产、孕妇泌尿系统感染、头痛等病症。

3．饮食搭配技巧

妊娠糖尿病孕妇的饮食搭配可参考以下技巧，见表5—5。

表5—5　妊娠糖尿病的饮食搭配技巧

序号	饮食搭配技巧	诠　释
1	注意热量需求	妊娠初期不需要特别增加热量，中、后期必须依照孕前所需的热量，每天再增加300大卡。注意孕期中不宜减重
2	注意餐次分配	应少量多餐，以糙米或五谷米饭取代白米饭，将每天应摄取的食物分成5～6餐。睡前要补充点心，避免晚餐与隔天早餐的时间间隔过长
3	正确地摄取糖类	应尽量避免有蔗糖、砂糖、果糖、葡萄糖、冰糖、蜂蜜、麦芽糖的含糖饮料、甜食。如确有需要，饮食中只可加少许的糖
4	合理进食主食	尽量选择纤维含量较高的未精制主食，可更有利于血糖的控制；早餐淀粉类食物的含量，必须较少
5	合理进食奶类食品	每天至少喝两杯牛奶，但不能过量，以免血糖过高

续表

序号	饮食搭配技巧	诠　释
6	合理食用油脂类	烹调用油以植物油为主
7	合理进食水果、蔬菜	增加蔬菜的摄取量、吃新鲜水果，但不可无限量地吃水果并且忌喝果汁等。这样可延缓血糖的升高，比较有饱足感

（二）孕妇发烧时的饮食搭配

孕妇发烧时，其饮食搭配应注意以下几个方面：

（1）可根据孕妇的体型、食欲，尽可能调整饮食营养，选择孕妇喜欢的食物。

（2）每天要保证吃一些柑橘水果，或喝一些果汁（橘汁或葡萄汁），或其他一些富含维生素 C 的水果或蔬菜，尽可能一个小时喝上一杯。多饮茶水。

（3）不可吃过量的维生素 C、锌。

（4）不可食用海带。

（5）如果食用过多的柑橘类闹肚子时，可将橙汁混合物与白开水交替饮用。

（6）鸡汤不仅可代替流食，也可使感冒患者感觉更舒服一些。

（7）其他一些汁类或汤类，也能补充体液中对水分的需求。

（三）孕妇咳嗽时的饮食搭配

孕妇出现咳嗽时，其饮食搭配可参考以下方法，见表 5—6。

表5—6　　孕妇咳嗽的饮食搭配方法

序号	饮食搭配方法	诠　释
1	冰糖炖梨	将新鲜的梨去皮，剖开去核，加入适量冰糖，放入锅中隔水蒸软即可
2	烘烤橘子	在橘子底部中心用筷子打一个洞，塞一些盐，用铝箔纸包好之后放入烤箱中烤 15 ~ 20 分钟，取出后将橘子皮剥掉趁热吃
3	白萝卜饴	将白萝卜切成 1 厘米大的小丁，放入干燥、干净容器中，加满蜂蜜，盖紧，浸泡 3 天左右会渗出水分与蜂蜜混合，放入冰箱保存；每次舀出少许加温开水饮用
4	多喝温开水	将温开水含在口中也有很好的止咳效果

（四）孕妇便秘时的饮食搭配

孕妇出现便秘时，其饮食搭配可参考以下方法：

（1）早餐一定要吃，避免空腹。

（2）多吃含纤维素多的食物，如糙米、麦芽、全麦面包、牛奶等。

（3）多吃新鲜蔬菜、新鲜水果。

（4）尽量少吃辛辣刺激类食品，少喝碳酸饮料。

（五）产妇产后贫血的饮食搭配

产妇产后贫血时，其饮食搭配可参考以下方法，见表5—7。

表5—7　产妇产后贫血的饮食搭配方法

序号	种类	原料	制作方法	食用时间
1	枸杞猪骨汤	生猪骨500克、枸杞子30克、黑豆50克、大枣20枚	将原料一起放进锅里，加适量的水煮到烂熟；调味后，让产妇喝汤，食用枸杞子、红枣、黑豆	每天1次，连用15～20天
2	羊肝枣米粥	羊肝100克、红枣20枚、枸杞子30克、粳米100克	将新鲜羊肝切成条状，放入锅内加油微炒；放入枸杞子、红枣、粳米，一起煮成粥；再用葱、姜、盐调味，让产妇作为早餐食用	连用半个月为1疗程
3	当归生姜羊肉汤	当归20克、生姜15克、羊肉250克、山药30克	将羊肉洗干净，切成片；当归用纱布包好，同山药、姜片放入沙锅内；再加适量的水一起炖汤，烂熟后放调味品；让产妇喝汤，食用肉	每日1次，连用10～15天

（六）产妇咳嗽时的饮食搭配

产妇咳嗽时，其饮食搭配可参考以下方法，见表5—8。

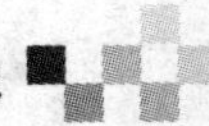

表5—8　　产妇咳嗽的饮食搭配

序号	病症	原料	制作方法	服用方法
1	干咳（包括感冒或过敏）	黑芝麻15克（约半汤匙）、冰糖适量	一起捣碎，用滚开水冲成半碗汤	早晨空腹服用，3日就可以痊愈。千万不要让产妇吃鱼腥、过咸食物
2	痰咳（包括急性气管炎、支气管炎）	白萝卜100克、梨子100克	一起切碎，加一碗水煮熟，放适量的冰糖食用	1日2次，连用3日止咳化痰。千万不要让产妇吃鱼类食物
3	咳嗽气喘（包括哮喘性支气管炎）	松塔（松树果实）150克	水煎去渣	1日分2～3次用温水服用
4	咳嗽痰喘（包括慢性支气管炎）	适量鲜山药、甘蔗汁	把鲜山药捣烂，加入甘蔗汁半杯和匀，炖熟服用	1日2次

三、更年期的饮食搭配

（一）女性更年期的饮食搭配

1．女性更年期综合征的概念

即45～55岁的妇女停经前后的一段生理过程。一般会出现以下症状：月经紊乱、头晕、乏力、浮肿、心慌、失眠、肥胖等。

2．更年期综合征的饮食要点

(1) 月经频繁、经血量多引起贫血者的饮食搭配，可参考以下要点：

✓食用含铁、蛋白质丰富的食物。如猪肝、鸡蛋、瘦肉、豆类等。

✓食用含维生素C丰富的食物。如白菜、油菜、芹菜、胡萝卜、西红柿、柑橘、山楂、鲜枣等。

✓食用具有健脾、益气、补血的食物。如红枣、桂圆、黑豆、黑芝麻、枸杞子、红豆等。

✓少吃甜食、油炸食品。

✓饮茶和咖啡切忌过浓、过量。

(2) 患有情绪不安、烦躁、失眠者的饮食搭配，可参考以下要点：

✓食用含B族维生素丰富的食物。如粗粮（玉米、小米、麦片）、豆类和瘦肉等。

✓食用牛奶、小米。其中含色氨酸丰富，有安眠功效。

✓多食用绿叶蔬菜、水果。这些食品可减轻疲倦、失眠症状，促进消化吸收。

✓少吃甜食、油炸食品。

✓饮茶和咖啡切忌过浓、过量。

(3) 身体发胖、胆固醇增高者的饮食搭配，可参考以下要点：

✓食用优质蛋白质、含胆固醇低的食物。如瘦肉、鱼类，多吃豆类及其制品。

请注意：

豆制品对骨骼有保护作用，对进入更年期10年以内的女性最明显。经常食用大豆蛋白的女性，与很少吃大豆制品的女性相比，出现骨折危险的概率要低得多。

✓多吃含纤维素丰富的蔬菜。

✓含硼丰富的食物。如苹果、花生、核桃、瓜子、葡萄干、豇豆荚及绿色蔬菜等。

✓少吃甜食、油炸食品。

✓饮茶和咖啡切忌过浓、过量。

相关链接：

女性更年期综合征的食疗方法

女性更年期综合征的食疗可参考以下方法，如下表所示：

表5—9　女性更年期综合征的食疗方法

序号	食疗	制作方法	食用方法	适用症状
1	甘麦饮	小麦30克、红枣10枚、甘草10克，水煎	每日早晚各服1次	适用于女性绝经前后伴有潮热出汗、烦躁心悸、忧郁易怒、面色无华者
2	莲子百合粥	莲子、百合、粳米各30克，一起煮粥	每日早晚各服1次	适用于女性绝经前后伴有心悸不寐、怔忡健忘、肢体乏力、皮肤粗糙者
3	枣仁粥	酸枣仁30克，粳米60克。洗净酸枣仁，水煎取汁，与粳米共煮成粥	每日1剂，连服10日为1个疗程	适用于女性更年期精神失常、喜怒无度、面色无华、食欲欠佳等
4	赤豆薏苡仁红枣粥	赤小豆、薏苡仁、粳米各30克，红枣10枚	1日3次	适用于女性更年期有肢体水肿、皮肤松懈、关节酸痛者
5	甘麦大枣粥	大麦、粳米各50克，大枣10枚，甘草15克。先煎甘草，去渣，后入粳米、大麦及大枣同煮为粥	每日2次，空腹食用	适用于女性更年期精神恍惚、时常悲伤欲哭、不能自持或失眠盗汗、舌红少苔、脉细而数者
6	益智仁粥	益智仁5克，糯米50克，精盐少许。先将益智仁研为细末，糯米煮粥，调入益智仁末，加细盐少许，稍煮即可	每日早晚餐温热食用	适用于女性更年期综合征，及老年人脾肾阳虚、腹中冷痛，面色晦暗、尿频、遗尿等

（二）男性更年期的饮食搭配

1．男性更年期的症状

(1) 有些人常常出现植物神经功能紊乱，开始头痛、头晕、失眠、乏力，食欲减退和全身不适。后来逐渐变得抑郁、焦虑猜疑、感情脆弱、脾气粗暴等。

(2) 有些人还会出现心血管系统功能紊乱，有阵发性的心动过速或心动过缓，心悸和心前区不适。

(3) 有的人出现阵发性的面红耳赤、发热、气急和全身出汗，平时又手脚发凉发麻。

(4) 有些人出现消化系统功能紊乱，如食欲减退、消化不良、便秘、腹泻和腹胀。

(5) 有 70% ~ 80% 的人性功能衰退。

请注意：

由于男性更年期比女性发生的迟（多在 50 ~ 60 岁），又不像妇女有绝经的现象；男性更年期发病缓慢，其症状轻重不一，有的人根本没有症状，所以男性更年期容易被人们忽视，常常认为男性没有更年期。

2．男性更年期的饮食要点

(1) 要吃一些能改善增强性腺功能的食物。如虾、羊肉、羊肾、麻雀、韭菜、核桃等。因为性腺功能改善后，可以从根本上减轻男性更年期的各种症状。

(2) 应多吃一些有助于改善神经功能和心血管功能的食物。如：参枣饭、椹蜜膏、核桃仁粥等。因为这些食物有助于安神养心、减轻神经系统和心血管疾患症状，对治疗头痛、头晕、乏力、气急、手脚发凉发麻，都有较好的效果。

(3) 应特别注意膳食平衡。要适量吃些新鲜蔬菜、粗粮，并且要吃丰富的水果。如果饮食调理不佳，可在医生的指导下采用雄性激素或睾丸酮等药物进行治疗。

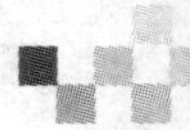

请注意：

男性更年期时，应减少食用含糖量高的食物，多吃富有蛋白质、钙质和多种维生素的食物，注意合理营养。鸡、鱼肉易于吸收，可以适当食用；豆类及其制品，不仅含有大量植物蛋白质，而且还是人体必需微量元素的“仓库”。

（4）注意饮食结构。要注意低盐、清淡、荤腻适度；不暴饮暴食，晚餐不要过饱。

（5）要少饮酒，最好不饮烈性酒，不吸烟。因为酒精和尼古丁会对中枢神经系统带来不良影响。

四、老年人生病时的饮食搭配

（一）老年高血压患者的饮食要点

1．饮食要清淡

要控制好盐的吸收量。这样不仅有助于老年人降低血压，而且还可以减少体内的钠水潴留。

2．多吃一些富含钾、钙而含钠低的食物

富含钾的食物如土豆、芋头、茄子、海带、莴笋、冬瓜等，含钙丰富的食品如牛奶、酸牛奶、芝麻酱、虾皮、绿色蔬菜等，这些食物对心血管都有保护作用。

3．蛋白质的摄入量要适中

高血压老年人每天蛋白质的摄入量为每千克体重1克为准，如70千克体重的人，每天应吃70克蛋白质。其中植物蛋白应占50%，最好用大豆蛋白。每周还应吃两三次鱼类，以便摄入适量动物蛋白质。

4．要严格限制脂肪的吸收量

烹调时，宜多采用植物油，胆固醇限制在每天300毫克以下。可多吃一些鱼，尤其是海鱼，它不仅可防止中风，还含有大量的亚油酸，对预防高血压并发症有一定的作用。

5．要控制热能吸收量

建议吃一些复合糖类，如淀粉、标准面粉、玉米、小米、燕麦等植物纤维较多的食物。最好不要进食葡萄糖、果糖及蔗糖，因为这类糖属于单糖，容易导致血脂升高。

6．要多吃绿色蔬菜和新鲜水果

这样有利于改善心肌功能和血液循环，促使胆固醇的排泄，防止高血压病的发展。

7．禁忌食物

少吃肉汤类，否则会促使体内尿酸增多，加重心、肝、肾的负担。但千万不要让老年人食用兴奋神经系统的食物，如酒、浓茶、咖啡等；吸烟的老年人，最好让其戒烟。

8．降压偏方

黑木耳治高血压：黑木耳 5 克，洗干净，用清水浸泡 1 夜，放锅内蒸 1 小时，再加入适量冰糖，睡前服；鲜西红柿治高血压：将西红柿洗干净，蘸上白糖，每天早上空腹吃 1 ～ 2 个。

（二）老年人痛风的饮食要点

1．控制食用含嘌呤的食物

含嘌呤的食物主要分以下几种类型，见表 5—10。

表5—10　　含嘌呤食物的种类

序号	种类	举　例
1	富含嘌呤的食物	如动物内脏、骨髓、鱼子、沙丁鱼等
2	含嘌呤较多的食物	如贝壳类水产品、鲤鱼、牛肉、羊肉、猪肉、肉汤、鸡汤、鸭、鹅、鹌鹑、小扁豆、粗糙谷类主食等
3	含嘌呤较少的食物	如鸡、鳝鱼、虾、白鱼、龙须菜、菠菜、食用菌、豆类等
4	含嘌呤极少或不含嘌呤的食物	如精粮、一般蔬菜、水果、花生米、牛奶、奶制品、蛋类等

2．限制饮食中的脂肪吸收量

脂肪可以阻碍老年人的肾脏排尿酸，所以应限制老年人饮食中的脂肪吸收量。

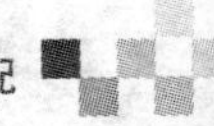

3．禁酒

要让老年人禁酒，尤其是啤酒。老年人活动后喝一瓶啤酒，会使血中尿酸浓度上升。

4．尽量多喝水

必须使老年人每天的尿量至少保持在 2 000 毫升以上，以利于尿酸的排泄，保护肾脏。

5．注意事项

在痛风的急性发作期，应给老年人选用基本上不含嘌呤的低脂食物；慢性期和无症状期时，可适当地“放宽”限制。

（三）老年人咳喘时的饮食要点

1．饮食搭配技巧

老年人咳喘时，其饮食搭配应注意以下几个方面：

（1）饮食要清淡，容易消化。

（2）饮食不要过饱、过甜、过咸和过于油腻。

（3）不要进食具有刺激性的食物，如辣椒、大蒜、洋葱等。

（4）不要喝有刺激性的饮料，如浓茶、咖啡、酒、可口可乐等。

2．食疗法

（1）杏仁粥。杏仁 10 克、粳米 50 克、冰糖 10 克，一起煮成粥让老年人食用。可润肺化痰、止咳平喘。

（2）苏子粥。苏子 10 克、粳米 50 ~ 100 克，一起煮成粥让老年人食用。可利膈消痰、降气平喘。

（四）老年糖尿病患者的饮食要点

糖尿病患者应该严格进行和长期坚持饮食控制。

1．不宜吃的食物

（1）易于使血糖迅速升高的食物。如白糖、红糖、冰糖、葡萄糖、麦芽糖、蜂蜜、巧克力、奶糖、水果糖、蜜饯、水果罐头、汽水、果汁、甜饮料、果酱、冰淇淋、甜饼干、蛋糕、甜面包及糖制糕点等。

（2）易使血脂升高的食物。如牛油、羊油、猪油、黄油、奶油、肥肉等。此外对富含胆固醇的食物，更应特别注意，应该不用或少用，以防止动脉硬化性心脏病的发生。

（3）不宜饮酒。因为酒中所含的酒精不含其他营养素而只供热能，每克酒精产热约 7 千卡（294 焦），长期饮用对肝脏不利，而且易引起血清甘油三酯的升高。少数服磺脲类降糖药的患者，饮酒后易出现心慌、气短、面颊红燥等反应。注意，使用胰岛素的患者空腹饮酒易引起低血糖，所以，为了病人的安全还是不饮酒为佳。

2．适宜吃的食物（主要是可延缓血糖、血脂升高的食物）

（1）大豆及其制品。这类食物除富含蛋白质、无机盐和维生素之外，如在豆油中还含有较多的不饱和脂肪酸，既能降低血胆固醇，又能降低血甘油三酯，所含的谷固醇也有降脂作用。

（2）粗杂粮。如莜麦面、荞麦面、大麦片、玉米面含多种微量元素，维生素 B 和食用纤维。实验证明，它们有延缓血糖升高的作用。可用玉米面、豆面、白面按 2∶2∶1 的比例做成三合面馒头、烙饼、面条，长期食用，既有利于降糖、降脂，又能减少饥饿感。

3．应注意的问题

糖尿病患者的饮食安排要注意如下问题：

（1）注意餐次的安排，根据病人饮食习惯确定餐次。

（2）注意主食、副食在餐次中的分配量。

（3）注意粗细食物搭配、干稀食物搭配。

（4）注意食物色香味搭配。

4．糖尿病患者食谱

以下列举糖尿病患者的食谱供参考，见表 5—11。

表5—11　　糖尿病患者食谱

类　型	食　　谱
一般糖尿病	（1）早餐食谱 主食：馒头或饼等高纤维主食 副食： ①煮鸡蛋或荷包蛋一个 ②淡豆浆、牛奶或小米粥可任选一种 ③凉拌蔬菜

续表

类　型	食　　谱
一般糖尿病	(2) 午餐食谱 主食：大米饭、馒头、面条或其他高纤维主食 副食： ①瘦肉、鱼、鸡、鸭可根据情况选择 ②清炒蔬菜、凉拌蔬菜、豆制品等 (3) 晚餐食谱 主食： ①馒头、大米饭等高纤维主食 ②喜欢喝粥者可根据个人习惯选择小米粥、绿豆粥、红小豆粥等 副食： ①蔬菜、豆制品等 ②鸡、鸭、肉、鱼等可根据个人喜爱情况选择
肥胖型糖尿病	(1) 早餐食谱 主食：馒头或花卷等高纤维主食 50 ～ 100 克（干品） 副食：豆浆 200 ～ 300 毫升，凉拌蔬菜 100 ～ 150 克 (2) 午餐食谱 主食：大米饭、馒头或其他高纤维主食 75 ～ 100 克（干品） 副食：瘦肉或鸡、鸭、鱼等不超过 50 克，蔬菜 200 ～ 250 克，清炒或凉拌，豆腐、鸡蛋等（鸡蛋不超过一个） (3) 晚餐食谱 主食：大米饭、馒头、饼或其他高纤维主食 50 ～ 100 克(干品)，小米粥，绿豆粥或者赤豆粥等，任选一种，每餐 25 克（干品） 副食：瘦肉不超过 25 克，蔬菜 200 ～ 250 克，清炒或凉拌 (4) 晚上睡觉前喝鲜纯牛奶 300 毫升，约一杯

续表

类型	食谱
糖尿病性高血压	早餐:馒头50克,牛奶200克,腐乳1块,煮鸡蛋1个(鸡蛋50克),海米拌菠菜(海米10克、菠菜100克) 加餐:鸭梨100克 午餐:大米100克,肉丝炒芹菜(瘦猪肉50克、芹菜100克),海带豆腐汤(豆腐200克、水发海带50克) 加餐:苹果100克 晚餐:小米粥(小米25克),馒头75克,清蒸鲤鱼(鲤鱼100克),炒小白菜(小白菜300克)
糖尿病性肾病	早餐:麦淀粉饼50克,牛奶麦片粥(牛奶50克、麦片25克),拌黄瓜100克 加餐:香蕉100克 午餐:粥(大米100克),西红柿炒鸡蛋(西红柿100克、鸡蛋50克),素炒油菜(油菜100克) 加餐:苹果50克 晚餐:麦淀粉面片100克(麦淀粉100克、精肉30克),拌菠菜(菠菜100克、粉丝10克、虾仁10克),炒苦瓜(苦瓜100克)

(五)老年人患骨质疏松症的饮食要点

老年人患骨质疏松症时,其饮食搭配应注意以下几个方面:

(1)多吃一些含蛋白质、钙多的食物。如排骨、鸡蛋、牛奶、小虾皮、豆制品、海带、木耳等。

(2)多吃新鲜水果、新鲜绿叶蔬菜,以保证摄入足够的维生素C。不喝咖啡,一天最少喝一袋牛奶。

(3)增加日光照射,适当补充维生素D。

(六)老年人肥胖的饮食要点

老年人出现肥胖时,其饮食搭配应注意以下几个方面:

(1)主食、含淀粉高的食物如粉条、土豆、红薯等,应限量。

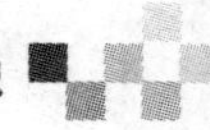

(2) 糖果、甜点心、巧克力等食品，应严格限制。

(3) 蔬菜、水果、洋粉、果胶、魔芋等低热能食品，原则上可自由选择进食。

(4) 含饱和脂肪酸、胆固醇高的食物，如肥肉、动物油脂、动物脑、内脏，应加以限制。

(5) 少食盐腌、过咸食物。

老年人出现肥胖时，其一日三餐搭配可参考以下方法，见表 5—12。

表5—12　　肥胖老年人一日三餐的搭配参考

序号	餐别	搭配方法
1	早餐	麦麸饼干 50 克、豆浆 200 毫升
2	加餐	苹果 100 克
3	午餐	大米饭 100 克、芹菜炒肉丝（芹菜 100 克、瘦肉 30 克）、清炖豆腐（豆腐 100 克）
4	加餐	苹果或梨 100 克
5	晚餐	大米饭（大米 50 克）、韭菜炒鸡蛋（韭菜 100 克、鸡蛋 50 克）、冬瓜虾仁（冬瓜 150 克、虾仁 20 克）
6	加餐	苹果 100 克

注：全日烹调用油 10 克，全日热能 6 245 千焦（1 487 千卡）左右。

（七）老年人冠心病的饮食要点

1．合理营养

油腻、炙爆、辛辣、生冷食物，都应慎食或节食，且不可过饥、过饱。要做到合理营养、平衡饮食。

2．饮食清淡

患有冠心病的老年人的饮食宜清淡，应注意以下事项：

(1) 每天食盐的消耗量应限制在 5 克以内。

(2) 应少食用盐腌、盐渍加工的食物及酱油。

(3) 味精虽无咸味，但其钠的含量是食盐的 80%左右，冠心病患者应尽量避免使用。

(4) 应选择植物油，且用量应控制在每天 25 克以内。

(5) 应多食鱼，以防止动脉粥样硬化。

3．以蔬菜为主

每天饮食应选择有利于冠心病患者的蔬菜，选择能降脂的蔬菜。如芹菜、红萝卜、白萝卜、西红柿、黄瓜、苦瓜、大蒜、香菇、慈菇、海带、紫珠菜等。

请注意：

在炒菜时，血脂偏高者，应当选择植物油、菜油、花生油等油类；血脂不高者，可选用猪油或猪肉等来炒菜，以利疾病早日恢复。

4．饮食禁忌

患有冠心病的老年人的饮食应注意以下禁忌：

（1）忌香烟。因为香烟中的尼古丁对心血管有直接的损伤作用，可使血压升高、心跳加快并引起心律失常甚至绞痛。

（2）忌酒精。因为酒精有扩张血管的作用，大量饮用烈酒是绝对禁止的。

（3）忌饮浓茶、咖啡。因为它们可导致病人心律失常、心肌耗氧增多。

（4）忌高糖、高脂、高胆固醇及具有强烈刺激性的食物。

5．冠心病患者怎样选择食物

冠心病患者在选择食物时，应注意选择一些脂肪和胆固醇含量较低，而维生素、食物纤维、有益的无机盐和微量元素较多的，并有降血脂、抗凝血作用的食物。具体可从以下几类食物中来选择，见表 5—13。

表5—13　　冠心病患者的食物选择要点

选择要点	举例说明
可以随意进食的食物	（1）各种谷类，尤其是粗粮 （2）豆类制品 （3）蔬菜，如洋葱、大蒜、金花菜、绿豆芽、扁豆等 （4）菌藻类，如香菇、木耳、海带、紫菜等 （5）各种瓜类、水果及茶叶
适当进食的食物	（1）瘦肉，包括瘦的猪肉、牛肉和家禽肉（去皮） （2）鱼类，包括多数河鱼和海鱼

续表

选择要点	举例说明
适当进食的食物	(3) 植物油，包括豆油、玉米油、香油、花生油、鱼油、橄榄油 (4) 奶类，包括去脂乳及其制品 (5) 鸡蛋，包括蛋清、全蛋（每周 2 ~ 3 个）
少食或忌食食物	(1) 动物脂肪，如猪油、黄油、羊油、鸡油等 (2) 肥肉，包括猪、牛、羊等肥肉 (3) 脑、骨髓、内脏、蛋黄、鱼子 (4) 软体动物及贝壳类动物 (5) 糖、酒、烟、巧克力等

6．冠心病老人一日食谱举例

早餐：牛奶（富含维生素 A、D 鲜牛奶 250 毫升、白糖 5 克），火腿肠 50 克，炝拌小菜（胡萝卜 75 克、芹菜 25 克）。

加餐：水果 1 个（鸭梨 200 克）。

午餐：红烧鱼（草鱼 100 克），香菇油菜（香菇 50 克、油菜 150 克），馒头（标准粉 125 克）。

晚餐：什锦沙锅（豆腐 100 克、瘦猪肉 50 克、海米 10 克、白菜 200 克、粉丝 15 克），米饭（大米 100 克）。

全日烹调用油 30 克，盐 6 克。

（八）老年胃病患者的饮食要点

老年人患有胃病时，其饮食搭配应注意以下几个方面：

(1) 尽量做到定时进餐，每日可定时进食 5 ~ 6 次。

(2) 病重者最好食用营养丰富、易于消化的松软食品，如面条、米粥、牛奶等。

(3) 平时不能吃零食，否则会加重胃壁的溃疡。

(4) 应尽量少吃刺激性食品，更不能饮酒与吸烟。

（九）老年人患肝病的饮食要点

老年人患肝病时，其饮食搭配应注意以下几个方面：

(1) 平常要注意保证营养，特别是糖、脂肪、蛋白质。宜吃易消化的高蛋白食物，如蛋类、鱼类、瘦肉、牛奶和豆制品等。

请注意：

丰富的蛋白质不但可以养肝脏，还可防止和减少肝脏的脂肪浸润和肝细胞的坏死，促进肝细胞的修复和再生。

(2) 多食富含维生素、纤维素的蔬菜、水果。

(3) 食疗的方法。对患有肝病的老年人进行食疗时，可参考给肝硬化老年人进行饮食调理的方法，见表5—14。

表5—14　给肝硬化老年人进行饮食调理的方法

序号	食物种类	原料	制作方法	适用对象
1	猪肚粥	猪肚100克、大米100克	将猪肚洗干净，加水煮到七成熟，捞起来后切成丝；用大米、猪肚丝、猪肚汤（去油）适量，一起煮粥让老年人食用	适用于食欲不振、消化不良的肝硬化早期老年人
2	泥鳅炖豆腐	泥鳅500克、豆腐250克	将泥鳅除去肠脏，洗干净；加水、盐各适量，精炖到五成熟，加入豆腐，再炖到泥鳅熟烂就可以了	适用于伴有腹水或黄疸的肝硬化老年人
3	冬笋香菇汤	冬笋250克、香菇50克	冬笋剥去外壳，洗干净后切成丝，香菇切成片；两种原料一起放入锅内，翻炒20分钟左右，再加入汤、调料煮到沸腾就可以了	适用于乏力、腹胀等症状的肝硬化老年人
4	李子茶	鲜李子100～150克、绿茶2克、蜂蜜25克	将李子切成瓣，加水400毫升，煮到沸腾3分钟，加入绿茶和蜂蜜即可	适用于肝硬化腹水的老年人

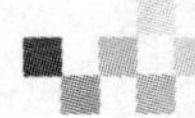

（十）老年痴呆者的营养饮食

老年痴呆者适宜的饮食有：

（1）维生素 B_{12} 和叶酸食方。富含维生素 B_{12} 的食物如雏菊、香菇、大豆、鸡蛋、牛奶、动物肾、各种发酵的大豆制品，与富含叶酸的食物绿叶蔬菜、柑橘、西红柿、菜花、西瓜、菌类、牛肉、动物肝肾。每天这两类食物各选几种相互搭配，动植物兼备，轮流食用，有益于对疾病的控制。

（2）卵磷脂食方。如鱼脑、蛋黄、猪肝、芝麻、大豆及其制品、山药、蘑菇、花生。每天轮流选用其中的两三种，动植物搭配，坚持常吃，就可使神经细胞释放出乙酰胆碱，提高记忆力，延缓细胞衰老。

（3）大豆制品食方。如大豆、豆浆、豆腐、豆皮、豆腐乳，每天坚持食用其中一两种，以补充类雌激素。

（4）银杏叶茶。鲜银杏叶 10 克（干品 3 克）用白开水冲泡，代茶常饮，可提高患者认知能力和记忆力，抗氧化保护脑细胞免受损害。

（十一）帕金森症老年患者的饮食

合理的营养搭配对帕金森症老年患者的病情及健康状况起着非常重要的作用，合理饮食也是治疗帕金森症的一种辅助疗法。

1．帕金森症患者饮食原则

（1）补钙。缺钙可以引起抽搐、震颤，补钙可缓解帕金森症状。另外，钙是骨骼构成的重要元素，因此对于容易发生骨质疏松和骨折的帕金森老年患者来说，每天喝 1 杯牛奶或酸奶是补充身体钙质的极好方法。但是由于牛奶中的蛋白质成分可能对治疗帕金森症的左旋多巴药物疗效有一定的影响作用，因此为了避免影响白天的用药效果，建议安排在晚上睡前喝牛奶。

（2）蚕豆（尤其是蚕豆荚）中含天然的左旋多巴，在帕金森病患者的饮食中加入蚕豆，能使患者体内左旋多巴和甲基多巴肼复合药物（如息宁）的释放时间延长。

（3）多吃谷类和蔬菜瓜果。从谷类中主要能得到碳水化合物、蛋白质、膳食纤维和维生素 B 等营养，并能获取身体所需的能量。碳水化合物通常不影响左旋多巴的药效。

（4）食物蛋白质中一些氨基酸成分会影响药物进入脑部起作用，因此需限制蛋白质的摄入。每天摄入大约 50 克的肉类，选择精瘦的畜肉、禽肉或鱼肉。一只鸡蛋所含的蛋白质相当于 25 克精瘦肉类。为了使白天的药效更佳，也可以尝试一天中只在晚餐安排蛋白质丰富的食物。

(5) 不吃肥肉、荤油和动物内脏，有助于防止由于饱和脂肪和胆固醇摄入过多给身体带来的不良影响。饮食中过高的脂肪也会延迟左旋多巴药物的吸收，影响药效。

2．帕金森症患者的食谱

(1) 一日食谱举例

早餐：牛奶250克，发糕（面粉50克），拌二丝（胡萝卜丝50克、白萝卜丝50克）。

午餐：米饭（大米100克），炒肉丝青椒（瘦猪肉25克、青椒25克）。

加餐：苹果或梨50克。

晚餐：大米粥（大米50克），馒头（面粉100克），醋熘土豆丝（土豆150克）。

全日烹调用油40克，盐6克。

(2) 推荐食谱

✓枣仁龙眼汤：龙眼肉、炒枣仁各15克。将龙眼肉、炒枣仁加入水煎成汁，再加适量白蜜即成。每日2次，可早、晚各服用一次。对久患帕金森、气血亏虚者有补益作用。

✓沙棘菊花饮：沙棘50克，菊花10克。将沙棘、菊花洗净后共同煎汤，每日2次，可早、晚各服用一次，也可代茶饮。适用于帕金森病合并高脂血症。

✓陈皮砂仁酸枣粥：陈皮5克，砂仁10克，酸枣15克，粳米适量。将砂仁先煮成汤，放入粳米，酸枣煮成粥后，再放入陈皮，稍混后即可食用。每日2次，早、晚各服食一次。具有镇静作用。

第六章

不同人群营养餐的制作

第一节　婴幼儿营养餐的制作

一、常见泥糊状营养餐的制作

（一）常见泥状营养餐的制作方法

常见泥状营养餐的制作方法，可参见表6—1。

表6—1　　常见泥状营养餐的制作方法

序号	种类	原料	制作步骤	备注
1	茄子泥	嫩茄子1/2个	将茄子切成1厘米长的细条；把茄子条蒸10分钟，蒸烂；将蒸烂的茄子用勺通过滤网挤成茄泥	茄子一定要选择嫩的。因为老茄子的子，不容易吞咽，很可能让婴儿呛着
2	胡萝卜泥	胡萝卜1/8根，水2勺	将胡萝卜蒸或者煮软后，剥皮。用勺或研磨器碾成细泥，再加水拌匀	胡萝卜泥中可以加一点黄油，这样不光口感好，而且有利于胡萝卜素的吸收
3	蛋黄泥	鸡蛋1个，水/奶1勺	将鸡蛋放入凉水中煮沸，中火再煮5～10分钟；剥壳，取出蛋黄；加入水/奶，用勺调成泥状	先用小勺喂1/8个蛋黄泥，连续3天；如无大的异常，增加到1/4个，再连续喂3天；仍正常可加至1/2，再连续喂3～4天；如果婴儿喜欢，最后可以喂1个完整的蛋黄

续表

序号	种类	原料	制作步骤	备注
4	苹果泥（香蕉泥）	苹果半个（香蕉1/5根）	用小勺轻刮苹果面，刮出细泥（香蕉切碎放入小碗，用勺碾成泥）；用果汁机将苹果搅拌成泥，按照说明书具体操作	一定要现吃现做，否则颜色会变得很难看（因为苹果容易在空气中氧化），且容易被污染。这样婴儿吃了会出现肚子痛、腹泻等症状（香蕉一定要选熟透的，也要现吃现做）

（二）常见糊状营养餐的制作

常见糊状营养餐的制作方法，可参见表6—2。

表6—2　　常见糊状营养餐的制作方法

序号	种类	原料	制作步骤
1	米糊	营养米粉1勺，奶/水6勺	（1）先将奶/水加热至沸腾，倒入碗中略晾温 （2）营养米粉慢慢倒入，一边倒一边搅，直至黏稠
2	花豆腐	豆腐50克、青菜叶10克、熟鸡蛋黄1个、淀粉10克、精盐、葱姜水各少许	（1）将豆腐煮一下，放入碗内研碎 （2）青菜叶洗净，用开水烫一下，切碎后也放在碗内，加入淀粉、精盐、葱姜水搅拌均匀 （3）将豆腐泥做成方块形，再把蛋黄研碎撒一层在豆腐泥表面，放入蒸锅内用中火蒸10分钟即可喂食
3	鹌鹑粥	大米30克、净鹌鹑1只、水适量	（1）将鹌鹑去皮洗净，切成大块，为防止有碎骨，可用经消毒的煲汤袋盛装 （2）米洗净，用水浸泡约2小时 （3）浸泡过的米连水一起煲滚，加入装有鹌鹑的袋，滚开后，改用中火煲约45分钟，然后熄火等5分钟即可

续表

序号	种类	原料	制作步骤
4	栗子粥	大米粥1小碗、栗子3个、精盐少许	(1) 将栗子剥去外皮和内皮后切碎 (2) 锅放置到火上，加入水，放入栗子煮熟后，再与大米粥混合在一起煮至熟 (3) 加入少量的精盐，使它具有淡淡的咸味，就可喂食；栗子一定要剥净内外皮，煮烂。喂时用匙背压碎

二、常见固体营养餐的制作

常见固体营养餐的制作方法，可参见表6—3。

表6—3　　常见固体食物营养餐的制作方法

序号	种类	原料	制作步骤
1	肝末西红柿	猪肝50克、西红柿1个、葱头半个、精盐少许	(1) 将猪肝洗净剁碎，西红柿洗净用开水略烫一下，剥去皮切。葱头洗净，去皮切碎待用 (2) 将猪肝、葱头末同时放入锅内，加入清水煮沸 (3) 然后加入西红柿和精盐，使其具有淡淡的咸味便可食用
2	肉末青菜	肉末2大匙，青菜末2大匙，酱油、糖、料酒、植物油少许	(1) 将肉末放入锅内，加少量水，用微火煮熟后加入少许酱油、糖、料酒 (2) 另起锅放植物油，油热后将肉末倒入，翻炒片刻 (3) 再倒入青菜末一起炒，炒熟即可

续表

序号	种类	原料	制作步骤
3	金针菇面	龙须面1小把，金针菇50克，虾仁20克，青菜2棵，葱、植物油、盐、香油适量	(1) 金针菇洗净，切成约1厘米长的小段，青菜洗净切碎，葱洗净切成末备用。虾仁切成小颗粒 (2) 油锅热后，放入金针菇、葱末，并加入少量食盐炒入味 (3) 加适量清水（肉汤更佳）入锅中，并放入虾仁和碎菜，水开后下龙须面 (4) 面熟后，滴入几滴香油即可出锅
4	馒头夹肉松（固体）	猪肉松一汤匙、馒头1/3个（约60克）	(1) 将白馒头中间稍微撕开，放入适量的肉松 (2) 可视情况让婴幼儿自己拿馒头进食，或切小片馒头夹肉松进食
5	小黄瓜奶酪三明治	新鲜吐司面包2片、小黄瓜20克、奶酪1片约15克	(1) 吐司面包去皮，对角切成三角形 (2) 小黄瓜洗净刨丝再切碎 (3) 将小黄瓜与奶酪夹入吐司面包中即可
6	馄饨	猪肉20克、干香菇1个、馄饨皮2片、肉汤2杯、韭菜和酱油若干	(1) 将猪肉精肉切碎，泡开的香菇、韭菜除去水分切碎，拌在一起做馅 (2) 用馄饨皮包好，放在肉汤里煮，并用酱油调味 (3) 煮熟之后取出，冷却并切成小块即可
7	南瓜拌饭	南瓜1片，米50克，白菜叶1片，食盐、植物油和高汤各适量	(1) 南瓜去皮后，取一小片切成碎粒；白菜叶洗净切碎 (2) 白米洗净，加高汤泡后，放在电饭煲内 (3) 待水沸后，加入南瓜粒、白菜叶碎煮，直到把米、南瓜煮烂，加少许植物油、盐调味便可食用

第二节　儿童、青少年营养餐的制作

一、儿童四季营养餐的制作

（一）4～6岁儿童四季营养餐的制作

1．4 ～ 6 岁儿童春季营养餐的制作方法

常见 4 ～ 6 岁儿童春季营养餐的制作方法，可参见表 6—4。

表6—4　常见4～6岁儿童春季营养餐的制作方法

序号	种类	原料	制作步骤
1	鱼菜米糊	米粉（或乳儿糕）、鱼肉和青菜各 15 ～ 25 克、食盐少许	（1）将米粉酌加清水浸软，搅为糊 （2）入锅，旺火烧沸约 8 分钟 （3）将青菜、鱼肉洗净后，分别剁成泥，一起放入锅中 （4）煮至鱼肉熟透，调味后即可
2	蛋花豆腐羹	鸡蛋、嫩豆腐、骨汤 150 克、小葱末等	（1）鸡蛋打散，豆腐捣碎，骨汤煮开 （2）下入豆腐小火煮，适当进行调味，并洒入蛋花 （3）最后点缀小葱末
3	虾皮碎菜包	虾皮 5 克、小白菜 50 克、鸡蛋 1 个、自发面粉、些许调味品等	（1）用温水把虾皮洗净泡软后，切得极碎，加入打散炒熟的鸡蛋 （2）小白菜洗净略烫一下，也切得极碎，与鸡蛋调成馅料 （3）自发面粉和好，略饧一饧，包成提褶小包子，上笼蒸熟即可

续表

序号	种类	原料	制作步骤
4	香香骨汤面	猪或牛胫骨或脊骨200克、龙须面5克、青菜50克、精盐少许、米醋数滴	(1) 将骨砸碎，放入冷水中用中火熬煮 (2) 煮沸后酌加米醋，继续煮30分钟 (3) 将骨弃之，取清汤，将龙须面下入骨汤中 (4) 将洗净、切碎的青菜加入汤中煮至面熟，加盐搅匀即可

2．4～6岁儿童夏季营养餐的制作方法

常见4～6岁儿童夏季营养餐的制作可参考以下方法，见表6—5：

表6—5　　常见4～6岁儿童夏季营养餐的制作方法

序号	种类	原料	制作步骤
1	栗子凉糕	栗子500克、白糖250克、冻粉25克、清水750克	(1) 将栗子壳上切成十字口，煮熟捞出，剥去外皮，搓成栗子面 (2) 将冻粉洗净，放入铝锅内，加入清水、白糖，熬至溶化 (3) 将栗子面倒入搪瓷盘内搅匀、晾凉，切块装盘
2	果香藕片	嫩藕、果汁	(1) 嫩藕洗净刮皮，切成片 (2) 在开水中过一下去生味，立刻放到凉水中彻底冲凉，捞出后沥干余水 (3) 放到孩子喜欢的果汁中浸泡4～5小时，以果汁没过藕片为宜，盖好盖子，放在冰箱冷藏室，随吃随取

续表

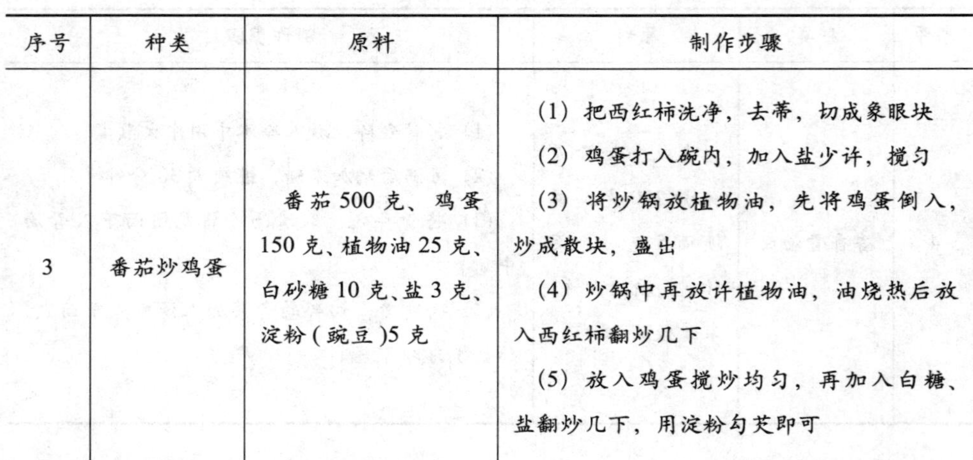

序号	种类	原料	制作步骤
3	番茄炒鸡蛋	番茄500克、鸡蛋150克、植物油25克、白砂糖10克、盐3克、淀粉(豌豆)5克	(1) 把西红柿洗净，去蒂，切成象眼块 (2) 鸡蛋打入碗内，加入盐少许，搅匀 (3) 将炒锅放植物油，先将鸡蛋倒入，炒成散块，盛出 (4) 炒锅中再放许植物油，油烧热后放入西红柿翻炒几下 (5) 放入鸡蛋搅炒均匀，再加入白糖、盐翻炒几下，用淀粉勾芡即可

注：1. 西红柿忌与石榴同食。

2. 鸡蛋与鹅肉同食损伤脾胃，与兔肉和柿子同食导致腹泻，也不宜与甲鱼、鲤鱼、豆浆、茶同食。

3．4 ~ 6 岁儿童秋、冬季营养餐的制作方法

常见 4 ~ 6 岁儿童秋、冬季营养餐的制作可参考以下方法，见表 6—6。

表6—6　　常见4～6岁儿童秋、冬季营养餐的制作方法

序号	种类	原料	制作步骤
1	炖排骨	新鲜的排骨、冷水、姜、葱、大料、少量的醋	(1) 排骨洗净剁成小块 (2) 加冷水、姜、葱、大料、少量的醋，用高压锅炖 30 ~ 40 分钟 (3) 取炖好的排骨加在粥或面条中烹调食用，或直接吃肉，或加菜食用。肉、骨头和汤一起吃
2	虾仁蛋饺	新鲜的虾仁、盐、姜、葱、料酒等	(1) 虾仁洗净，加入盐、姜、葱、料酒等作料，放蒸锅内蒸 15 分钟后待用 (2) 生鸡蛋打开盛在小碗中调匀 (3) 将鸡蛋液摊在炒锅中，待上面鸡蛋尚未凝固时加入虾仁，然后把鸡蛋对折成半月形，翻面煎一下即可取出待用 (4) 水开后，加入青叶蔬菜和蛋饺，稍加煮沸即可食用

续表

序号	种类	原料	制作步骤
3	鱼泥豆腐羹	鱼、嫩豆腐、姜、葱花、香油、盐、淀粉	（1）将鱼洗净，加盐、姜，上蒸锅蒸熟后去骨刺、捣烂成鱼泥 （2）将水烧开加入少量的盐，放入切成小块的嫩豆腐 （3）煮沸后加入鱼泥，再加入少量的淀粉、香油、葱花，搅匀成糊状即可
4	猪血豆腐青菜汤	猪血、豆腐、青菜、虾皮、盐	（1）豆腐切成小块，青菜洗净切碎 （2）水开后，先加入少量的虾皮、盐，再加入豆腐、青菜、猪血 （3）煮 3 分钟，加调料即可

（二）7～12岁儿童四季营养餐的制作

1．7 ～ 12 岁儿童春季营养餐的制作方法

常见 7 ～ 12 岁儿童春季营养餐的制作可参考以下方法，见表 6—7。

表6—7　　常见7～12岁儿童春季营养餐的制作方法

序号	种类	原料	制作步骤
1	海带炒肉丝	肥瘦猪肉 50 克、水发海带 100 克、植物油 15 克、酱油和精盐及白糖各适量、葱姜末各少许、水淀粉适量	（1）将海带洗净，切成细丝，放入锅内蒸 15 分钟，等海带软烂后，取出来待用 （2）将肥瘦适度的猪肉用清水洗净，切成肉丝 （3）锅置火上，放入油，热后下入肉丝，用旺火煸炒 1 ～ 2 分钟，加入葱姜末、酱油搅拌均匀 （4）投入海带丝、清水（以漫过海带为度）、精盐、白糖，再以猛火炒 1 ～ 2 分钟，用湿淀粉勾芡出锅即可

续表

序号	种类	原料	制作步骤
2	豆瓣鱼	鲜鱼肉（鲤鱼、草鱼均可）200克、色拉油50克、豆瓣100克、料酒和盐少许、香油15克	(1) 将鱼肉剁成3厘米见方的块 (2) 炒锅置旺火上，倒入油 (3) 烧热时放豆瓣、清水、料酒、盐，下鱼块 (4) 盖上锅盖焖至收汁，淋上麻油即可出锅
3	莲藕薏米排骨汤	排骨12两、莲藕10两、薏米1汤匙、盐	(1) 莲藕洗净切厚片，薏米洗净，排骨汆水 (2) 水开后，将材料全部放入 (3) 水再开时，改慢火煮2小时，最后放盐调味即可

2．7～12岁儿童夏季营养餐的制作方法

常见7～12岁儿童夏季营养餐的制作可参考以下方法，见表6—8。

表6—8　常见7～12岁儿童夏季营养餐的制作方法

序号	种类	原料	制作步骤
1	蔬菜沙拉	生菜、樱桃番茄各50克，黄瓜1根、玉米粒若干、沙拉酱	(1) 将所有蔬菜洗净，黄瓜切片，樱桃番茄切片，玉米粒在沸水中烫熟 (2) 把生菜铺在盘底，然后放上黄瓜片、樱桃番茄片、玉米粒 (3) 最后浇上沙拉酱即可
2	番茄牛肉	牛腿肉500克，番茄150克，干辣椒、花椒、葱、姜、糖、味精、酱油、盐、植物油、麻油、料酒各适量	(1) 牛肉切片，加盐、料酒、姜片、葱段拌匀，腌制半小时 (2) 干辣椒切段，番茄切片 (3) 炒锅上火，放油烧至七成热，放入牛肉片炸至棕褐色，捞出沥油 (4) 锅内留油烧至四成热，下干辣椒、花椒爆香，放番茄炒出香味 (5) 加清水、牛肉、盐、酱油烧沸，用旺火收稠卤汁，加糖、味精、麻油即可

续表

序号	种类	原料	制作步骤
3	肉香紫菜蛋卷	肉泥250克，鸡蛋5个，紫菜、盐、鸡精、料酒、淀粉、胡椒粉各适量	（1）肉泥加少许盐、料酒、胡椒粉和鸡精，腌制半小时 （2）将鸡蛋打散，加少许盐调味，淀粉用料酒溶解，倒入蛋液中搅匀 （3）平底锅倒油，等四五分热时倒入蛋液，尽量铺平铺薄，凝固后取出 （4）把蛋皮用刀修整一下，上面铺一层紫菜，再把腌好的肉泥铺上，然后轻轻卷起，最边的地方抹些水淀粉卷成长桶状 （5）取一张锡纸，把蛋皮卷包好放入锅内蒸15分钟，取出后拿掉锡纸，切片装盘即可
4	香煎鳕鱼	鳕鱼4片，鸡蛋2个，牛奶1/4杯，面粉1杯，胡椒、酱油、料酒、盐、花生油各适量	（1）鳕鱼加入盐、料酒、酱油，腌制1小时 （2）平底锅倒入花生油，等锅烧至八分热后，火力从大火改成中火 （3）将鳕鱼逐片入锅，每面煎炸约2分钟，直至表皮香酥、鱼肉已熟即可

3．7～12岁儿童秋季营养餐的制作方法

常见7～12岁儿童秋季营养餐的制作可参考以下方法，见表6—9。

表6—9　　常见7～12岁儿童秋季营养餐的制作方法

序号	种类	原料	制作步骤
1	水果沙拉	土豆300克、梨100克、苹果50克、香蕉50克、青豌豆50克、胡萝卜50克、美芹50克、沙拉酱100克、纯牛奶50克、精盐和味精适量	（1）土豆洗净、煮酥、去皮、切丁；梨、苹果和香蕉去皮、切丁 （2）青豌豆入沸水用旺火煮熟，捞入冷开水中急冷后沥干 （3）胡萝卜煮酥、去皮与心，切成小丁；美芹梗洗净氽熟、切丁 （4）将各丁料放入盘中，加入沙拉酱，精盐与味精先加入奶中调匀，倒入盘中拌匀即可

续表

序号	种类	原料	制作步骤
2	水果奶汁鲈鱼	鲈鱼1条（约500克）、苹果50克、梨150克、青豌豆50克、鲜山楂50克、生粉100克、鸡蛋1只、淡奶20克、糖25克、盐2克、胡椒粉少许、白醋20克、番茄酱50克、植物油50克	(1) 鱼洗杀好后，在鱼身两面剞上斜刀片，然后撒些盐、少许胡椒粉 (2) 鸡蛋打匀，将鱼放入拖上蛋液，再放入干生粉中拍上粉，然后放到热油中炸成金黄色取出装盘 (3) 苹果和梨削皮后切丁；山楂洗净后去核并掰成两半；青豌豆入沸水用旺火煮熟，捞入冷开水中急冷后沥干备用 (4) 另取锅入油，放入番茄酱，待炒出红油时再放入水及水果、山楂等，待熟后再加糖、盐 (5) 然后加入白醋、淡奶，用水、生粉勾芡后加入少许热油，将汁浇在鱼身上即可
3	芦笋白煮蛋盖浇饭	芦笋750克、鸡蛋3个、米饭300克、精制油适量、盐和味精少许、淀粉20克	(1) 将芦笋掰成1寸长的小段，较老的部分可用刀削皮后再掰 (2) 将新鲜鸡蛋大头处用针打一小孔，然后放入已沸腾的开水中煮5分钟，用冷水冷却后去壳待用 (3) 起油锅，将芦笋放入油锅翻炒片刻，然后加入小半碗冷水 (4) 加盖焖煮至香气外溢时，去盖后加适量盐和味精并勾芡即可 (5) 将适量米饭装入浅盆内，将1个鸡蛋和1/3芦笋浇在饭上，吃时将蛋黄与米饭拌匀后食用

续表

序号	种类	原料	制作步骤
4	银耳莲子红枣汤	银耳50克、冰糖150克、莲子20克、红枣5枚	(1) 将银耳、莲子在水中浸泡1～2小时，将莲子去心 (2) 用剪刀将银耳黄色根蒂去掉，并将泡大的银耳剪成小块 (3) 将红枣洗净，加入银耳、莲子中，并加水约500毫升大火煮沸后，再用小火炖煮30～40分钟 (4) 加入冰糖调味，置入冰箱后待冰凉后即可食用

4．7～12岁儿童冬季营养餐的制作方法

常见7～12岁儿童冬季营养餐的制作可参考以下方法，见表6—10。

表6—10　　常见7～12岁儿童冬季营养餐的制作方法

序号	种类	原料	制作步骤
1	咖喱甜椒土豆炒鸡块	童子鸡1只、土豆200克、甜辣椒150克、洋葱75克、盐和糖及葱姜少许、精制油适量、咖喱块适量	(1) 将鸡洗净，鸡肉剁成块，内脏也洗净，鸡肝不必切小，鸡肫切成片；葱切段；姜切片 (2) 土豆洗净后切成块，甜椒洗净后用手掰成块，洋葱切丝备用 (3) 在锅内加入较多油，先将土豆放入油锅，待颜色变后取出，再放入甜椒块煸炒片刻取出 (4) 在原油锅内放入葱段、姜片煸炒出香味取出，再放入洋葱丝，煸软后放入鸡块及其内脏，立即加入料酒，大火煸炒 (5) 待鸡块煸香后，将土豆及甜椒一起放入，再加一碗热水焖煮10分钟后取出鸡块及土豆甜椒，仅仅留下鸡汤 (6) 在鸡汤中放入咖喱块，用铲子将其压碎，煮成咖喱汤后将鸡块等放入锅内翻炒，加适量盐、味精即可

续表

序号	种类	原料	制作步骤
2	腌肉胡萝卜菜饭	青菜500克，胡萝卜100克，腌的咸肉200克，盐、料酒和精制油适量	(1) 青菜洗净切成小块；胡萝卜洗净去皮，切成小丁；大米淘干净备用；腌的咸肉洗净后切成丁 (2) 起油锅，放入腌肉丁，加适量料酒煸炒后盛起 (3) 在原油锅里加入胡萝卜煸炒，然后加入青菜一起煸炒。待菜出水后，将肉丁和洗净的米一起放入锅内煸炒均匀 (4) 把上述所有菜、肉丁和米一起放入煮饭的锅内，加开水高出1厘米，待米熟即可
3	红枣赤豆汤	赤豆250克、红枣30枚、红糖适量	(1) 将赤豆洗净，放入锅里，加入适量水煮开 (2) 将赤豆煮至快“炸腰”时，把洗过的红枣放入 (3) 将赤豆煮熟烂时，把锅离开火源，将红糖放入，搅拌溶化，即可饮用

二、青少年营养餐的制作

常见青少年营养餐的制作可参考以下方法，见表6—11。

表6—11　　常见青少年营养餐的制作方法

序号	种类	原料	制作步骤
1	蘑菇炒肉片	鲜蘑菇50克、猪肉50克，植物油5克，香菜段、葱姜末、料酒、淀粉、蛋清、味精各适量	(1) 将蘑菇去根洗净，切成小块；香菜择洗干净切段；猪肉洗净切成小片 (2) 炒勺上旺火，加底油，用葱姜炝锅 (3) 下肉片、烹料酒，翻炒至半熟时，下蘑菇，加盐 (4) 炒至蘑菇熟时，加味精、香菜段拌均匀，用湿淀粉勾芡即可

续表

序号	种类	原料	制作步骤
2	牛肉菜汤	白菜泡菜50克、豆腐干50克、胡萝卜50克、土豆50克、牛肉50克、牛油5克、番茄50克，干松蘑克，味精、盐、水淀粉、芝麻油、各适量	(1) 胡萝卜去皮，洗净，切丝；白菜泡菜切丝；大葱去皮，洗净，切丝 (2) 土豆去皮，洗净切角块；松蘑水发后，洗净，切丝；生姜去皮，洗净，切丝；煮牛肉切丝条 (3) 炒锅烧热化牛油，放入大葱丝、生姜丝炒出香味，放入胡萝卜丝、土豆块煸炒后，放入牛肉清汤，加辣大酱，焖九成熟 (4) 再将泡菜丝、牛肉丝条放入，烧开，加盐、醋、味精、胡椒面、松蘑丝，调好口味，煮熟后，下入水淀粉勾琉璃芡，淋入芝麻油 (5) 食用时，汤盘内放2块煮牛肉丝条、泡菜丝及各种蔬菜与汤汁即可
3	黑米粥	黄豆5克、银耳5克、红枣干20克、粳米70克、黑米30克、芝麻10克	(1) 黄豆用温水浸泡1小时，换水洗净 (2) 银耳泡软后摘去老蒂；红枣去核 (3) 先将黑米、粳米一起放入清水中淘洗干净，加清水适量 (4) 煮约1小时后，加入黄豆、红枣及洗净的芝麻，继续煮约30分钟即可

第三节　孕妇、产妇营养餐的制作

一、孕早期、中期、晚期营养餐的制作

（一）孕早期营养餐的制作

常见孕早期营养餐的制作可参考以下方法，见表6—12。

表6—12　常见孕早期营养餐的制作方法

序号	种类	原料	制作步骤
1	北京泡菜	大白菜嫩心1 000克；苹果、梨各100克；盐、辣椒末、葱花、蒜泥各适量	（1）将白菜心洗净，沥干，切段；苹果、梨分别去皮、核，切块，备用 （2）将白菜段加适量盐略腌，萎蔫后沥干 （3）将白菜段放入干净的容器里，加入辣椒末、盐、葱花、蒜泥、苹果块、梨块和适量凉开水 （4）用重物压实，盖上盖腌渍3天，吃时取出即可
2	银耳拌山楂	银耳250克；罐头山楂半罐；白糖、醋各适量	（1）将白糖、醋调成糖醋汁 （2）将银耳泡发，去蒂，洗净，撕小朵，放入沸水锅中焯一下 （3）捞出，沥干水，放碗中，倒入糖醋汁腌渍4小时 （4）将银耳捞出摆在盘中，山楂围在银耳周围即可
3	青椒里脊片	猪里脊肉300克；青椒2个；酱油、料酒、淀粉、植物油、葱花、姜丝、盐各适量	（1）将青椒洗净，去蒂、子，切斜片 （2）猪里脊肉洗净，切片，加入适量酱油、料酒、淀粉拌匀、腌渍片刻 （3）将部分葱花、姜丝、盐、酱油调成汁，备用 （4）锅置火上，倒油烧热，放入剩下的姜丝、葱花煸香，再放入里脊肉片炒熟，放入青椒片，加入调好的汁，炒匀即可

（二）孕中期营养餐的制作

常见孕中期营养餐的制作可参考以下方法，见表6—13。

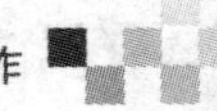

表6—13　　常见孕中期营养餐的制作方法

序号	种类	原料	制作步骤
1	鲤鱼补血汤	鲤鱼1条(约500克)；黄酒（糯米酒1杯（约100克）；桂圆肉、淮山、枸杞子各25克；红枣4个(去核)	(1) 鲤鱼去鳞，取出内脏，去鱼胆，洗净，切成三段 (2) 洗净药材，加沸水，黄酒(糯米酒)1杯放盅内 (3) 毛边纸封盅口炖三四个小时即可食用
2	香椿蛋炒饭	米饭250克、鸡蛋2个、瘦猪肉丝75克、嫩香椿芽125克、花生油50克、盐3克、水淀粉适量	(1) 将肉丝放入碗内，加盐、水淀粉、半个鸡蛋的蛋清，抓匀上浆 (2) 另一个鸡蛋磕入碗内，加剩余的蛋液和少许盐搅匀 (3) 香椿芽择洗干净，切丁。炒锅上火，放油烧至四成热，下肉丝滑散，捞出 (4) 炒锅置火上，放油少许，下肉丝、蛋液和香椿丁，旺火翻炒均匀，倒入热米饭拌匀，盛入盘内即可
3	当归猪骨粥	当归15克、猪胫骨250克、大米100克、盐少许	(1) 先煮猪胫骨和当归，1小时后，取汁去渣 (2) 加入淘净的大米煮,待粥将熟时加盐，稍煮即可

（三）孕晚期营养餐的制作

常见孕晚期营养餐的制作可参考以下方法，见表6—14。

表6—14　　常见孕晚期营养餐的制作方法

序号	种类	原料	制作步骤
1	鸭血豆腐汤	鸭血50克，豆腐100克，香菜、高汤、醋、盐、淀粉、胡椒粉等各适量	（1）鸭血、豆腐切丝，放入煮开的高汤中炖熟 （2）加醋、盐、胡椒粉调味，用淀粉勾薄芡 （3）最后撒上香菜叶即可
2	银鱼豆芽	银鱼20克，黄豆芽300克，鲜豌豆50克，胡萝卜丝50克，葱花、糖醋各适量	（1）银鱼焯水，沥干；豌豆煮熟，沥水 （2）炒锅加油，葱花爆香，炒黄豆芽、银鱼及胡萝卜丝 （3）略炒后加入煮熟的豌豆，可调成糖醋味
3	莲子鸡头粥	空心糖莲子50克、鸡头米50克、糯米100克、鲜莲叶1张、桂花卤10克、白糖150克	（1）鲜莲叶洗净，用开水烫过待用 （2）将糯米淘洗净后放入锅内，加入空心糖莲子、鸡头米及清水，上火烧开，转用小火煮成粥 （3）粥好撤火，覆以鲜莲叶，盖上盖，5分钟后，拿掉莲叶，加入白糖、桂花卤即可食用

二、产妇营养餐的制作

（一）月子营养餐的制作

常见月子营养餐的制作可参考以下方法，见表6—15。

表6—15　　常见月子营养餐的制作方法

序号	种类	原料	制作步骤
1	甜糯米粥	糯米50克、月子米酒水1 220毫升、桂圆5粒、红糖30克	（1）将糯米与去皮后的桂圆肉放入月子米酒水中，用电饭锅加盖煮40分钟左右 （2）熄火，加入红糖搅拌后放入保鲜盒中 （3）配以麻油猪肝（腰）或鱼类食用

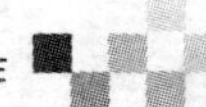

续表

序号	种类	原料	制作步骤
2	红豆汤	红豆70克、带皮老姜10克、月子米酒水1 220毫升、红糖30克	(1) 将红豆放入月子米酒水中，加盖泡8小时 (2) 老姜洗干净，连皮切成丝放入已泡好的红豆中 (3) 用高压锅大火煮沸后转小火煮25～35分钟 (4) 熟的标志是红豆已开花。加入红糖，约剩600毫升放入保鲜盒内即可
3	麻油猪肝	猪肝60克、带皮老姜6克、纯胡麻油6毫升、月子米酒水200毫升	(1) 将猪肝用米酒洗干净，切成约1厘米宽的薄片 (2) 老姜洗干净，连皮切成薄片 (3) 将胡麻油倒入锅内，用中火烧热，放入老姜片转小火，爆到姜片的两面“皱”起，呈褐色，但不焦黑 (4) 转大火放入猪肝炒至猪肝变色；加入月子米酒水煮开，转小火煮5分钟 (5) 关火出锅，盛入保鲜盒内即可

（二）哺乳期营养餐的制作

常见哺乳期营养餐的制作可参考以下方法，见表6—16。

表6—16 常见哺乳期营养餐的制作方法

序号	种类	原料	制作步骤
1	虾仁馄饨汤	新鲜虾仁50克，猪绞肉50克，胡萝卜15克，葱末20克，姜末10克，馄饨皮8片，香菜末些许，高汤、盐、胡椒、芝麻油各适量	(1) 将虾仁、绞肉、胡萝卜、姜末、葱末全部一起剁碎，加入调味料拌匀 (2) 把做成的馅料分成8份，包进馄饨皮中，再放进沸水中煮熟 (3) 锅里加高汤煮开，放入煮熟的馄饨，再加调味料、香菜末及葱末等即可

续表

序号	种类	原料	制作步骤
2	鲜鲤鱼粥	鲜鲤鱼500克、小米100克	(1) 将鱼去鳞、除内脏，洗净，切成小块 (2) 与小米一起用慢火煮粥，煮至鱼肉与米烂熟即可
3	黄花通草猪肝汤	黄花菜30克、花生米30克、通草6克、猪肝200克	(1) 将黄花菜、通草加水煮汤，去渣取汁，加入花生米、猪肝煲汤 (2) 以花生米熟烂为度。吃猪肝、花生米，喝汤
4	黄芪首乌炖田鸡	黄芪25克，首乌25克，小麦25克，田鸡600克，红枣3枚，眉豆50克，姜汁、酒、盐各适量	(1) 田鸡宰后洗净放开水中煮3分钟，取出洗净斩件，加姜汁1茶匙，酒半茶匙拌匀 (2) 眉豆用清水浸泡半小时，除去水分，小麦洗净沥干水 (3) 把所有材料同放炖盅内，加开水4杯，炖3小时，加盐调味即可

第四节　中老年人营养餐的制作

一、中年人营养餐的制作

常见中年人营养餐的制作可参考以下方法，见表6—17。

表6—17　　常见中年人营养餐的制作方法

序号	种类	原料	制作步骤
1	山药羊肉汤	羊肉500克；山药150克；姜、葱、胡椒、绍酒、食盐各适量	（1）羊肉洗净切块，入沸水锅内焯去血水 （2）姜葱洗净用刀拍破备用 （3）山药洗净切片与羊肉一起置于锅中，放入适量清水 （4）将其他配料一同投入锅中，大火煮沸后改用小火炖至熟烂即可
2	丝瓜西红柿粥	丝瓜500克；西红柿3个；粳米100克；葱姜末、盐、味精适量	（1）丝瓜洗净去皮，切小片；西红柿洗净切小块备用 （2）粳米洗净放入锅内，倒入适量清水置火上煮沸，改小火煮至八成熟 （3）放入丝瓜、葱姜末、盐煮至粥熟，放西红柿、味精稍煮即可
3	酸辣鱼头煲	三文鱼头1个（重约450克）；洋葱片150克；椰汁半杯；冬荫功汤包1包；西红柿3个；糖3/4茶匙；盐、胡椒粉、生粉、植物油适量	（1）鱼头切开边（太大的鱼头切为4件），洗净沥干水，料酒少许，胡椒粉腌5分钟，裹一层很薄很薄的生粉 （2）烧热锅，放入3汤匙油，放下鱼头，用慢火煎至微黄色，盛起 （3）烧热锅，放入1汤匙油，放洋葱、西红柿略爆，下冬荫功汤包及椰汁，用筷子或木勺子搅动，使汤包溶化 （4）加水2杯半，煮滚开，不要加盖，用中慢火煮10分钟 （5）待汤料出味，下调味及鱼头煮至熟，约煮10分钟即可

二、老年人四季营养餐的制作

（一）老年人春季营养餐的制作

常见老年人春季营养餐的制作可参考以下方法，见表 6—18。

表6—18　常见老年人春季营养餐的制作方法

序号	种类	原料	制作步骤
1	红枣蜜豆	红豆（或白豆、芸豆）400 克、红枣 100 克、冰糖 100 克、麦芽糖 300 克、油 100 毫升（有麦芽糖不加油也可以）	（1）红豆、红枣洗干净用水泡 4 个小时，加水煮约半小时 （2）把煮熟的豆子、枣沥干水 （3）在锅里混合上述材料，再加入适量水，开大火烧开并慢慢搅动，转小火约半小时关火即可
2	首乌炖核桃	首乌 50 克、核桃 100 克、蜜枣 2 枚、瘦肉一块	（1）把瘦肉在热水里焯一下 （2）然后放入核桃、首乌、蜜枣，用小火炖两个小时即可
3	油焖春笋	春笋；少许葱花和食用油；适量老抽、白糖、茴香粒	（1）春笋去壳，洗净取嫩茎部分切滚刀块 （2）切几段葱，切少许葱花 （3）食用油烧热，葱段煸香后下笋块，翻炒片刻 （4）加入老抽、白糖、茴香粒继续翻炒，加入少量水煮滚后加盖焖 10 分钟 （5）大火收稠汤汁，取出葱段，撒入新鲜葱花，出锅装盘即可

（二）老年人夏季营养餐的制作

常见老年人夏季营养餐的制作可参考以下方法，见表 6—19。

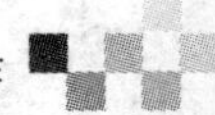

表6—19 常见老年人夏季营养餐的制作方法

序号	种类	原料	制作步骤
1	玉米汁浸肉松豆腐	肉碎100克、玉米粒100克、山水豆腐1盒（约500克）	（1）将玉米粒加水200克打成汁，滤渣 （2）将滤好渣的玉米汁与肉碎同煮熟后，淋在蒸熟的山水豆腐的面上即可
2	香油拌春笋	春笋嫩尖250克、酱油10克、精制盐2克、白糖2克、味精2克、米醋少许、香麻油50克	（1）嫩春笋处理后放在水里煮熟，倒出冷却后，切成滚料片备用 （2）将笋片放入锅里，加少许水，放入盐1克，煮沸，倒出，沥干水 （3）趁热加酱油、盐、白糖、味精、香麻油，拌匀，装盘，浇上卤汁即可
3	紫菜拌豆腐	内酯豆腐1盒、水发紫菜30克、松花蛋1个、香菜茸15克、白糖5克、味精2克、红辣油15克、香麻油15克	（1）水发紫菜剁成细茸，加少许凉开水化开 （2）另用小碗将葱茸、香菜茸加沸水烫一下备用 （3）松花蛋去壳，切成绿豆大小的粒；豆腐切成大片，用沸水浇一下待凉用 （4）将豆腐片排在鱼盘里，撒上葱茸、香菜茸、松花蛋，放入酱油、白糖、味精、红辣油、香麻油即可
4	蜜汁西红柿	西红柿750克、白糖200克、蜂蜜50克、青丝少许	（1）西红柿用沸水烫一下，去皮，先切成两半，去子后切成片 （2）取大碗一个，把西红柿片整齐地摆放在碗里，每放一层西红柿，撒一层白糖 （3）把西红柿放入冰箱冷藏3～4个小时（冰箱温度0～5℃） （4）待白糖溶化时取出，滗去糖水，浇上蜂蜜，撒上青丝即可

（三）老年人秋、冬季营养餐的制作

常见老年人秋、冬季营养餐的制作可参考以下方法，见表6—20。

表6—20　　常见老年人秋、冬季营养餐的制作方法

序号	种类	原料	制作步骤
1	红豆小米粥	小米35克，红豆15克	（1）把红豆用清水淘洗干净后再沥干，把小米放到滤网中后，再加清水冲洗干净 （2）加4碗水放入电锅内锅中，外锅中加入2杯水煮 （3）等开关跳起后，再加2杯水放入外锅；等开关再跳起时就可以加冰糖了，接着再焖10分钟即可
2	腊八粥	糯米1杯；小红豆100克；葡萄干、花生仁、莲子、红枣、桂圆干、松子各50克；砂糖300克	（1）糯米洗净，浸泡1个晚上；小红豆洗净，浸泡约4个小时 （2）小红豆、莲子、花生仁放入内锅，加水6杯，移入电锅中，外锅加水1杯，蒸至开关跳起 （3）加入糯米，外锅再加水1杯，续蒸至开关跳起；再加入红枣、桂圆干 （4）外锅加热水半杯，继续蒸至开关跳起，再拌入松子、葡萄干及砂糖即可
3	枸杞莲子汤	枸杞子25克、莲子100克、白糖适量	（1）将枸杞子用冷水淘洗干净 （2）莲子用开水浸泡后剥去外皮，取出莲心 （3）铝锅加清水，放莲子煮透后，加入适量白糖溶化 （4）放入枸杞子稍煮即可

续表

序号	种类	原料	制作步骤
4	栗子焖羊肉	羊肉640克、栗子320克；红、白萝卜各1个；桂皮、八角、红辣椒、姜茸、酱油、蚝油、鸡粉、糖、盐、芡汁各适量	（1）羊肉剁块，飞水过冷后，沥干水分；红、白萝卜切角形 （2）先将红、白萝卜各一半放入锅中，加入清水煮沸，把羊肉加入一起煮15分钟；取出羊肉过冷后，沥干水分，萝卜丢掉 （3）坐锅点火，爆香姜茸，加入羊肉炒透，把酱油、蚝油、鸡粉、糖、盐、桂皮、八角和红辣椒放入，待沸后以慢火焖约1小时 （4）羊肉炖烂后，加入萝卜、栗子，再焖至栗子软时，加入芡汁料即可